メディカルサイエンス

放射性同位元素検査学

Laboratory Radiological Sciences

編 集

河村誠治

三田明弘

寺平良治

山本智朗

近代出版

編集委員 (五十音順)

河村誠治	純真学園大学保健医療学部放射線技術科学科
三田明弘	麻布大学生命・環境科学部臨床検査技術学科
寺平良治	藤田保健衛生大学医療科学部臨床検査学科
山本智朗	杏林大学保健学部診療放射線技術学科

執筆者 (五十音順)

石井和夫	杏林大学保健学部臨床検査技術学科
加藤克彦	名古屋大学大学院医学系研究科医療技術学専攻 医用量子科学講座
河村誠治	純真学園大学保健医療学部放射線技術科学科
三田明弘	麻布大学生命・環境科学部臨床検査技術学科
爲近美榮	川崎医科大学附属病院治験管理室
寺平良治	藤田保健衛生大学医療科学部臨床検査学科
丹羽俊文	東北大学大学院医学系研究科保健学専攻 分子機能解析学分野
南　一幸	藤田保健衛生大学医療科学部放射線学科
村石　浩	北里大学医療衛生学部医療工学科
山本智朗	杏林大学保健学部診療放射線技術学科

序

　主に医療系大学における臨床検査学の教科書を念頭に，サイエンスに基づいた理論的かつ解りやすい解説書として，本書『メディカルサイエンス放射性同位元素検査学』を刊行しました．

　放射性同位元素は，人体に様々な影響を及ぼす一方，その検査技術は，放射免疫測定法の開発で従来不可能であった生体内微量物質の測定を可能にし，あるいはCT装置の開発でそれまで観察できなかった体内組織の詳細な形態や機能を画像で表すことなど，今日の医学・医療の発展に計り知れない貢献をしてきました．

　そこで，放射性同位元素のこうした特異な性質を理解した上で，正しくその検査技術を使い，さらに医学・医療の進歩・発展に寄与していくために，本書では，初めて放射性同位元素の臨床検査を学ぶ学生にとって理解しやすい内容にすることを心がけています．

　昨今は，臨床検査技師国家試験における放射性同位元素検査技術の出題頻度が少ないため同類の教科書が極めて少なく，小さな科目同士の合本形式として簡略化され過ぎていたりして，初心者にはかえって理解し難くなっているのが現状です．しかし，臨床検査技師養成施設においては，本科目は法的に義務付けられた必須な科目であります．そこで本書では，一教科として独立した教科書とし，コンパクトではあるが系統的，理論的に解りやすく，将来医療の一員として活躍する者にとっての必要最低限の内容を網羅しています．

　本書の構成は，まず前半（第Ⅰ～Ⅲ章）で，初心者が最低限理解しておくべき放射性同位元素の物理学的事項，測定原理・機器，製造法などについて記述し，後半（第Ⅳ～Ⅵ章）で，実際の放射性同位元素を使った臨床検査法，放射性同位元素の管理などについて記述しています．

　本書は，2色刷り（一部カラー）とし，理解しやすい工夫をした図や最新の写真，データなどを多く取り入れるとともに，章ごとのチェックリスト，演習問題や，巻末には用語解説，主な核種一覧，崩壊図，元素周期表などの付表を設けています．

　したがって，本書の対象は，保健学部（医療科学）だけでなく，医学部，薬学部，理学部，栄養学部の学生や研究者などにも広くご利用いただけるものと思います．

　本書が，利用する多くの皆様にとっての有用な教材になることを願っています．

　最後に，本書の企画・編集にあたっては近代出版の石田多美子氏，菅原律子氏に絶大なご協力を賜わりました．編集委員一同心より深謝申し上げます．

2016年8月

編集委員
河村誠治
三田明弘
寺平良治
山本智朗

メディカルサイエンス 放射性同位元素検査学

目　次

Ⅰ　放射能・放射線の性質

1　放射線・放射性同位元素〔寺平良治〕………… 1
　1.　放射線の概要 ……………………………… 1
　2.　放射性同位元素の基礎 ………………… 3
2　放射線と物質の相互利用〔三田明弘〕……… 13
　1.　α線 …………………………………… 13
　2.　β線 …………………………………… 13
　3.　γ線 …………………………………… 14
3　放射線のエネルギーと線量の単位〔三田明弘〕… 17
　1.　放射線のエネルギー …………………… 17
　2.　放射能の単位 …………………………… 17
　3.　線量の単位 ……………………………… 17
演習問題 …………………………………… 20

Ⅱ　放射能・放射線の測定

1　放射線測定の基礎〔村石　浩〕……………… 21
　1.　放射線の発生と検出原理 ……………… 21
　2.　放射能の測定技術 ……………………… 28
　3.　計数値の統計的取扱い ………………… 29
2　放射線測定機器〔山本智朗〕………………… 31
　1.　試料測定用機器 ………………………… 31
　2.　体外測定用機器 ………………………… 32
　3.　放射線安全管理用機器 ………………… 35
演習問題 …………………………………… 38

Ⅲ　放射性同位元素の製造と
　　放射性医薬品〔石井和夫〕

1　放射性同位元素の製造 …………………… 39
　1.　原子炉を用いる方法 …………………… 39
　2.　粒子加速器を用いる方法 ……………… 39
　3.　ジェネレータを用いる方法 …………… 40
2　放射性医薬品の定義と特徴 ……………… 42
　1.　体内（in vivo）診断用医薬品 ………… 42
　2.　体外（in vitro）診断用医薬品
　　　（低エネルギーβ⁻線，γ線放出核種）… 43
　3.　治療用医薬品 …………………………… 43
3　放射性同位元素とその標識化合物の合成例 … 44
　1.　合成例 1 ………………………………… 44

2.　合成例 2 ………………………………… 44
4　品質管理 …………………………………… 45
　1.　確認試験（定性的確認）……………… 45
　2.　純度試験（定量的確認）……………… 45
　3.　その他の規格試験 ……………………… 45
演習問題 …………………………………… 46

放射性同位元素臨床検査の概要〔加藤克彦〕…… 47

Ⅳ　試料測定法による検査

1　アイソトープを体内に投与しない
　　in vitro 検査法〔爲近美榮〕………………… 53
　1.　競合放射測定法
　　　（競合反応を利用する方法）…………… 53
　2.　競合反応を利用しない方法 …………… 64
2　アイソトープを体内に投与する
　　in vivo 検査法〔爲近美榮〕………………… 68
　1.　鉄動態（フェロカイネティクス）検査 … 68
　2.　赤血球寿命検査（^{51}Cr 法）…………… 70
　3.　血小板寿命 ……………………………… 72
　4.　ビタミン B_{12} 吸収試験
　　　（vitamin B_{12} absorption test）………… 72
　5.　血液量 …………………………………… 72
　6.　脂肪吸収試験 …………………………… 73
　7.　蛋白漏出試験 …………………………… 73
3　アイソトープを用いない
　　in vitro 検査法〔丹羽俊文〕………………… 74
　1.　アイソトープを用いない（non-RI）
　　　イムノアッセイの利点と RIA の利点 … 74
　2.　酵素免疫測定法（EIA）………………… 74
　3.　均一系酵素免疫測定法（EMIT）……… 75
　4.　蛍光偏光免疫測定法（FPIA）………… 75
　5.　電気化学発光免疫測定法（ECLIA）…… 76
　6.　LOCI …………………………………… 77
演習問題 …………………………………… 79

Ⅴ　体外測定法による検査〔河村誠治〕

1　検査の種類 ………………………………… 80

1. 検査の種類，測定機器，核医学画像 ····· 80
2. 核医学画像の撮像方法 ····················· 82

2 臓器別の主な検査 ·································· 83
1. 脳・神経系 ································· 83
2. 内分泌系 ································· 84
3. 呼吸器系 ································· 86
4. 循環器系 ································· 87
5. 消化器系 ································· 91
6. 泌尿・生殖器系 ····················· 92
7. 造血・リンパ系 ····················· 93
8. 骨・関節系 ···························· 94
9. 腫瘍，炎症 ···························· 95

3 内照射治療法（内用療法） ·················· 97
1. ^{131}I を用いた内用療法 ················· 97
2. 骨転移の除痛療法 ··················· 97
3. 悪性リンパ腫 ························· 98
4. ^{131}I-MIBG を用いた内用療法 ·········· 98

演習問題 ·· 99

VI 取扱いと安全管理

1 放射線防護と関係法規 〔山本智朗〕 ············ 100
1. ICRP の勧告と法令 ····················· 100
2. 放射線の生体への影響 ··················· 100
3. 放射線防護の基礎 ························· 103
4. 等価線量と実効線量 ····················· 103
5. 線量限度 ································· 104

6. 施設の構造設備の基準 ····················· 104

2 放射線安全管理 〔南　一幸〕 ··················· 108
1. 被ばくの防護と安全取扱い ············· 108
2. 被ばくの管理 ·························· 110
3. 放射性廃棄物の管理と処理 ············· 114

3 実習を行うにあたって 〔南　一幸〕 ············ 116
1. 管理区域の入退出 ····················· 116
2. 放射性同位元素の取扱い ················· 116
3. 汚染検査と除染 ························· 117

演習問題 ·· 119

演習問題 正解・解説 ······························· 121
用語解説 ·· 129

付録
主な核種一覧 ··· 136
主な放射性同位元素の崩壊図 ····················· 139
放射性壊変系列 ····································· 140
元素周期表 ·· 142

索引 ·· 145

コラム
ニュートリノ······11／X 線の発生······16／
血液照射······107

I 放射能・放射線の性質

1 放射線・放射性同位元素

1. 放射線の概要

A. 放射線とは

放射線（radiation）とは，広義には空間および物質を通じてエネルギーを伝える能力を有するもので，高い運動エネルギーを持って流れる物質粒子（particle，粒子放射線）と高エネルギーを持つ電磁波（electromagnetic wave，電磁放射線）の総称をいう．

放射線が通過する物質中の原子を直接または間接に電離または励起させ，物質原子にエネルギーを与える能力を有する高エネルギーの放射線を電離放射線，その能力を有しない放射線を非電離放射線として分けることもある（表1）．一般に医療で用いる場合の放射線は，電離放射線のことを指している．非電離放射線としては，超音波，電波，赤外線，可視光線紫外線，レーザーなどがあり，これらも医療ではよく利用されているが，放射線とはいわない．

なお，電離とは原子中の軌道電子が原子の束縛から解放され遊離することであり，励起は電離まではしないが軌道電子を外側の軌道に上げる現象をいう（図1）．

B. 放射線の特徴

放射線は生物に有害な影響を与える．したがって，使用に際しては注意が必要で，放射線から身を守るための放射線防護に関する法律が制定されている．また，われわれは常時，宇宙線や天然の放射性核種からの自然放射線に，ある程度被ばくしている．放射線を検出するためには特別の測定機器が必要である．

一方，放射線の優れた特徴としては，検出感度が極めて大きい，物質透過性を持つ，殺菌・滅菌

表1　放射線の分類と種類

電離放射線 （医療で扱う 放射線）	粒子放射線 （高い運動エネ ルギーを持つ）	α線（荷電粒子） β線（荷電粒子） 電子線（荷電粒子） 陽子線（荷電粒子） 重粒子線（荷電粒子） 中性子線（非荷電 粒子）など
	電磁放射線 （高エネルギー の電磁波．光子， 光量子ともいう）	γ線（非荷電粒子） X線（非荷電粒子）
非電離放射線 （医療では放射 線に扱わない）	電波，マイクロ波，遠赤外線，赤外線， 紫外線，可視光線，音波，電場，磁場， 超音波など （十分なエネルギーを持たない）	

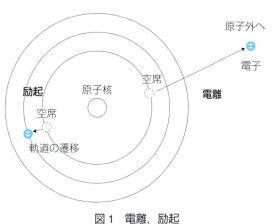

図1　電離，励起

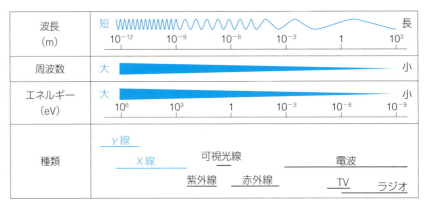

図2　電磁波の波長，エネルギー，種類

作用を持つ，高分子有機材料の結合・切断ができる，などの性質を有する．したがって放射線は，医療だけではなく，工業，農業など他の様々な分野で有効に利用されている．

C. 放射線の種類（表1）

放射線は，その物理的性質により，粒子放射線と電磁放射線の2つに大きく分類することができる．

粒子放射線（particle radiation）は，質量を持った粒子の運動によって生じるもので，原子を構成している素粒子や原子核そのものであるものもある．粒子放射線には，α線（α-ray），β線（β-ray），電子線（electron beam，β線は原子核崩壊の際に出入りする電子のことを指し，電子線は加速器により加速される電子のことを指す），陽子線（proton beam），重粒子線（heavy ion beam），中性子線（neutron beam）などがある．これら粒子放射線のほとんどは荷電しているが（荷電粒子），中性子線のみは非荷電粒子である．

電磁放射線は，電磁波の中でも波長が非常に短くエネルギーが高い電磁波を指す．γ線（γ-ray），X線（X-ray）などである（図2）．

D. 放射線の質量とエネルギー

α線，β線などの粒子放射線は，質量を持つ．素粒子などの質量を表すために原子質量単位（atomic mass unit：amu）がある．原子質量単位の1 amuは，炭素（^{12}C）の質量を12 amuとし，その1/12を基準にしている．1 amuの正確な値は $1.6605655 \times 10^{-24}$ g である．

放射線はエネルギーを持つ．相対性原理により質量とエネルギーは同等であることから，質量とエネルギーを転換すると，光速に近い速度で運動している質量 m（kg）の粒子の全エネルギー（質量エネルギー）W（J）は，$W = mc^2$ で表される．例えば，静止した電子1個の質量をエネルギーに換算した静止エネルギーは約 0.51 MeV となる．粒子放射線のエネルギーは一般に全エネルギーから静止エネルギーを差し引いた運動エネルギーで表される．

γ（X）線などの電磁波は，物質の実体としては存在せず質量も電荷も持たない．また，真空中の伝搬速度は電磁波の種類を問わず同じ光速度であり，それらの波長 λ は 10^{-14}〜10^{-8} m の広範囲に及ぶなどの特徴を持つ（図2）．光は，振動数 ν（1/s）に比例するエネルギー $h\nu$（J）のエネルギーを持つ粒子としての性質を持つ．したがって，γ（X）線などの電磁放射線は光子または光量子とも呼ばれる．電磁放射線のエネルギーEは，$E = h\nu$ で表される．

エネルギーの本来の単位はSI単位系ではジュール（J）であるが，放射線のエネルギーの単位としては，一般にエレクトロンボルト（eV，電子ボルト）が用いられている（17頁参照）．

2. 放射性同位元素の基礎
A. 原子の構造（図3，表2）

物質を構成する原子（atom）は，原子核（nucleus）と電子（electron：e）で構成されている．中心に原子核があり，その周りのいくつかの軌道上に電子が高速で回っており，軌道電子とも呼ばれる．原子核は，陽子（proton：p）と中性子（neutron：n）で構成されており，これらを核子と呼ぶ．

陽子は正の電荷を帯びており，中性子は電荷を持たない．電子は負の電荷を帯びており，その絶対値を電気素量（最小の電荷）といい，その大きさは 1.602×10^{-19} C である．電子と陽子の電荷量は等しく，また電子と陽子の数についても同じで，原子全体としての電荷状態は中性となっている．電子の軌道は内側からK殻，L殻，M殻……と呼ばれ，各軌道上には決まった数の電子が軌道運動している．

原子の質量は，大部分が原子核にある．陽子と中性子の質量は，ほとんど同じであるので，原子核の質量は陽子と中性子がほぼ半分ずつを占めている．それに対して電子の質量は小さい．電子の質量を1とすると，陽子の質量はその約1,836倍，中性子は約1,838倍である．

原子核にある陽子の数を原子番号（Z）と呼ぶ．同じ原子番号の物質を元素（element）といい，現在，周期律表には118種表示されている．原子番号の違いは元素の違いを表す．陽子数（Z）と中性子数（N）の和を質量数（A）と呼び，原子番号も質量数もともに整数である．陽子数は同じでも中性子数が異なる原子が存在し，元素記号は同じであり化学的性質も同じである．原子番号が低いときは陽子数と中性子数はほぼ等しいが，高くなるにつれて中性子数の割合が多くなる．

原子の大きさは種類により差はあるがオーダーとして半径約 10^{-10} m であるのに対して，原子核の半径は約 10^{-15} m～10^{-14} m である．このように原子の大きさは，中心に原子核が小さく凝縮して存在し，その周囲を電子軌道が極めて大きく広がって存在している．原子核が凝縮しているのは，

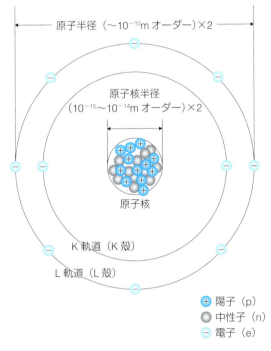

図3　原子の構造

表2　原子の構成

粒子		電荷		質量			大きさ		粒子数
		クーロン(C)	相対比	単位(amu)	単位(kg)	相対比	半径	相対比	原子番号(Z) 中性子数(N) 質量数(A)
原子	原子核 陽子 p (proton)	$+1.602 \times 10^{-19}$	+1	1.007276	1.673×10^{-27}	1836	原子 ~10^{-10} m	原子 10^4～10^5	Z ⎫ 　⎬ A N ⎭
	中性子 n (neutron)	0	0	1.008665	1.675×10^{-27}	1838	原子核 10^{-15}～10^{-14} m	原子核 1	
	電子 e⁻	-1.602×10^{-19}	−1	0.0005486	9.110×10^{-31}	1			Zと同じ

核内の極めて強い核力場で 10^{-15} m の陽子と中性子が互いに近接して固まった集合体になっているからである.

B. 核種, 放射性同位元素

陽子数と中性子数, エネルギー準位により分類される原子を核種と呼ぶ. 原子番号は同じであるが, 質量数が異なる核種を互いに同位元素(isotope)または同位体という(**表3**). 同位元素は, 陽子数は同じであるが中性子数が異なる核種, あるいは質量数は異なるが軌道電子数は同じ核種と言い換えることもできる.

同位元素には, エネルギー的に安定状態にある安定同位元素と, 不安定な状態にある不安定同位元素がある. 後者を放射性同位元素(radioisotope: RI)と呼ぶ. 放射性同位元素は, エネルギー的な不安定状態から, 放射線を放出することによって, より安定な原子に変わろうとする性質がある. 安定同位元素は現在約283種類が知られているが, 放射性同位元素は数千種類存在する. 同位元素を記号で表す場合には, 左肩に質量数を, 左下に原子番号を書く(**図4**).

原子番号と質量数が同じであっても, 核が励起状態にありエネルギー準位が異なる核種を互いに核異性体(nuclear isomer, 例:^{99m}Tc と ^{99}Tc など)という(**表3**). m は metastable(準安定)を意味する.

また, 質量数が同じで原子番号が異なる場合を互いに同重体(isobar)という. 原子番号が異なっていても中性子数が同じ場合には互いに同中性子体(iostone)という.

C. 放射線の性質

本書では, 放射性同位元素が放出する放射線としては主に α 線, β 線, γ(X)線を扱う. 以下に, これらの性質を述べる.

a. α 線

α 線は, 高速で動く陽子2個と中性子2個からなる α 粒子の流れであり, ヘリウム($^{4}_{2}$He)の原子核と同じである. 物質に対する透過力(飛程)は β 線, γ(X)線に比べて最も小さく, 反対に電離能は最も大きい. α 線の運動エネルギーは, α 線を放出する核種ごとに一定の線スペクトルを示す(**図5**).

b. β 線

β 線は, 高速で動く電子で, 陰電子(β^{-}線)と陽電子(β^{+}線)がある. 質量が小さく, 透過力は α 線より大きいが, γ(X)線よりは小さい. 電離能は α 線より小さい. β 線の運動エネルギーは, 連続スペクトルを示す(**図6**).

c. γ(X)線

γ 線は原子核から, X線は原子核外から放出される点で名称が異なるが, 物理的性質は同じなので, 本書では, しばしば γ(X)線と記載する. γ(X)線は, 電磁波の一種であり, 質量も電荷もない. 透過力は α 線, β 線に比べ最も大きいが, 電

表3 核種の種類と例

同位体	原子番号が同じで質量数が異なる.	^{11}C, ^{12}C, ^{13}C, ^{14}C ^{1}H, ^{2}H, ^{3}H
核異性体	原子番号も質量数も同じであるがエネルギー準位が異なる.	^{99m}Tc, ^{99}Tc ^{137m}Ba, ^{137}Ba
同重体	質量数が同じで原子番号が異なる.	$^{14}_{6}$C, $^{14}_{7}$N
同中性子体	原子番号が異なり中性子数が同じ.	$^{13}_{6}$C, $^{14}_{7}$N

X:元素記号
A:質量数
Z:原子番号(省くこともある)

図4 元素記号の書き方

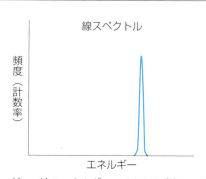

図5 α 線, γ 線のエネルギースペクトル(線スペクトル)

離能はα線より小さい．γ線の運動エネルギーは，線スペクトルを示す．

D. 放射性崩壊（壊変）

不安定核種が放射線を放出して別の核種に変化する現象を放射性崩壊または原子核壊変という．崩壊（decay）は，壊変（disintegration）ともいう．放射性崩壊には数種の形式がある（**表4**）．それぞれの放射性同位元素は固有の形式により崩壊する．崩壊前を親核種，崩壊後を娘核種と呼ぶ．以下では原子番号がZ，質量数がAの核種を（A, Z）と表し，親核種の元素記号をX，娘核種をYと表わす．

a. 崩壊の種類

1）α崩壊

不安定な原子核（親核種）がα線を放出して別の原子核（娘核種）に変わる過程をα崩壊という．親核種がα線を放出すると，質量数が4，原子番号が2少ない娘核種になる．生じたα線のエネルギーは，線スペクトルを示す．α崩壊は，原子番号81以上，質量数200以上の放射性核種に起こる．

$$(A, Z) \longrightarrow (A-4, Z-2) + \alpha$$
$$^A_Z X \longrightarrow ^{A-4}_{Z-2} Y + ^4_2 \alpha$$
$$例：^{226}_{88}Ra \longrightarrow ^{222}_{86}Rn + ^4_2 \alpha$$

2）β崩壊

不安定な原子核（親核種）から電子を放出したり，吸収したりして別の原子核（娘核種）に変わる過程をβ崩壊という．β崩壊の形式にはβ⁻崩壊，β⁺崩壊，軌道電子捕獲の3種類がある．

β⁻崩壊

β⁻崩壊では，原子核（親核種）がβ⁻線（陰電子，e⁻）を放出して別の原子核（娘核種）に変わる．この時原子核内の1個の中性子が陰電子と中性微子（ニュートリノ，ν）を放出して陽子に変わる．中性微子は無電荷で質量も極めて小さい（11頁コラム参照）．β⁻崩壊すると娘核種の原子番号が1大きくなり，質量数は変わらない．

すなわち，β⁻崩壊では陽子（p），中性子（n），中性微子（ν）が以下のように壊変する．

$$n \longrightarrow p + \beta^- + \nu$$

壊変による核種の変化は以下のようになる．

$$(A, Z) \longrightarrow (A, Z+1) + \beta^- + \nu$$
$$^A_Z X \longrightarrow ^A_{Z+1} X + \beta^- + \nu$$
$$例：^{32}_{15}P \longrightarrow ^{32}_{16}S + \beta^- + \nu$$

なお，β⁻崩壊によって発生するエネルギー

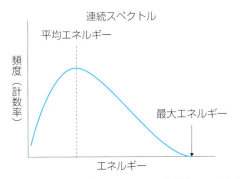

図6　β線のエネルギースペクトル（連続スペクトル）

表4　崩壊形式一覧表

名　称		形　式	崩壊後の核内変化 原子番号	崩壊後の核内変化 質量数	例
α崩壊		$^A_Z X \rightarrow ^{A-4}_{Z-2} Y + ^4_2\alpha$	−2	−4	$^{226}_{88}Ra \rightarrow ^{222}_{86}Rn + \alpha$
β崩壊	β⁻崩壊	$^A_Z X \rightarrow ^A_{Z+1} Y + \beta^- + \nu$	+1	0	$^{14}_6 C \rightarrow ^{14}_7 N + \beta^- + \nu$
	β⁺崩壊	$^A_Z X \rightarrow ^A_{Z-1} Y + \beta^+ + \nu$	−1	0	$^{11}_6 C \rightarrow ^{11}_5 B + \beta^+ + \nu$
	電子捕獲	$^A_Z X + e^- \rightarrow ^A_{Z-1} Y + \nu$	−1	0	$^{125}_{53} I + e^- \rightarrow ^{125}_{52} Te + \nu$
γ線の放出		核異性体転移，内部転換など	0	0	$^{99m}_{43}Tc \rightarrow ^{99}_{43}Tc + \gamma$

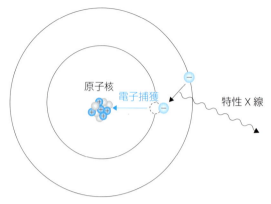

図7 電子捕獲
ECの後には，電子捕獲で生じた空席に，外側の軌道電子が遷移して，軌道のエネルギー差に相当するX線（特性X線）を放出する．

は，β^-線，中性微子，娘核種の間で種々の割合で分配される．よって，β^-線のエネルギー分布は一定にはならず，0から核種に固有の最大エネルギーまで連続して存在する（連続スペクトル）．通常β^-線のエネルギーは最大エネルギーで表す．

β^+崩壊

β^+崩壊では，原子核（親核種）がβ^+線（陽電子，e^+）を放出して別の原子核（娘核種）に変わる．このとき，原子核内の1個の陽子が陽電子と中性微子を放出して中性子に変わる．β^+崩壊すると娘核種の原子番号が1小さくなり，質量数は変わらない．

β^+崩壊では以下のように壊変する．

$$p \longrightarrow n + \beta^+ + \nu$$

核種の変化は以下のようになる．

$$(A, Z) \longrightarrow (A, Z-1) + \beta^+ + \nu$$
$$^A_Z X \longrightarrow ^A_{Z-1} X + \beta^+ + \nu$$
$$例：^{11}_6 C \longrightarrow ^{11}_5 B + \beta^+ + \nu$$

β^+線のエネルギーも，β^-線と同様に連続スペクトルを示す．しかし，β^+崩壊などで放出されたβ^+線はβ^-線とは異なり不安定である．したがって，β^+崩壊でβ^+線が放出され運動エネルギーを失うと周囲の物質中の陰電子と結合し，電子の静止エネルギーに相当する2本の0.51 MeVの電磁波に変換されて，それを正反対の方向に放出して消滅する現象（電子対消滅）が付随して起こる．

軌道電子捕獲（EC）

β^+崩壊が起こる代わりに，原子核の陽子が軌道電子（主にK軌道）を捕獲して中性子と中性微子に変わることがある．これを軌道電子捕獲（electron capture：EC）という（図7）．ECが起こると，β^+崩壊と同様に，娘核種の原子番号が1小さくなり，質量数は変わらない．

すなわち，ECでは以下のように壊変する．

$$p + e^- \longrightarrow n + \nu$$

核種の変化は以下のようになる．

$$(A, Z) + e^- \longrightarrow (A, Z-1) + \nu$$
$$^A_Z X + e^- \longrightarrow ^A_{Z-1} X + \nu$$
$$例：^{125}_{53} I + e^- \longrightarrow ^{125}_{52} Te + \nu$$

なお，ECではβ線の放出は起こらず，反対に核に近い軌道電子の捕獲が起こるので，その空席を埋めるためにさらに外側の軌道電子が移動する．その際に余分なエネルギーを電磁波として放出する．この電磁波を特性X線といい，核種に固有のエネルギーを持つ．

3）γ線の放出（γ線遷移）

α崩壊，β崩壊に付随してγ線の放出を伴うことが多い．α崩壊，β崩壊が起きた直後には，娘核種は一時的に不安定なエネルギー状態（励起状態）にあり，そのエネルギーを電磁波として放出してより安定状態に遷移する．これをγ線遷移ともいう．この電磁波がγ線である．γ線を放出しても原子番号や質量数は変わらない．この一時的不安定状態は一般に極めて短時間（10^{-10}秒以内）で起こる．しかし，γ線の放出では次のような特別の場合がある．

核異性体転移（IT）

励起状態が測定可能な比較的長時間で起こる場合には，その励起状態にある核種を核異性体と呼び，エネルギーの高い準安定状態からγ線を放出してエネルギー0の基底状態に変わる過程を核異

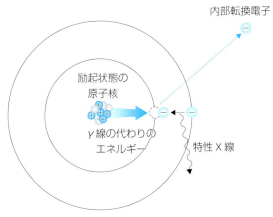

図8 内部転換（IC）

ICの後には，ICで生じた空席に，外側の軌道電子が遷移して，軌道のエネルギー差に相当するX線（特性X線）を放出する．

性体転移（isomeric transition：IT）という．この時のγ線のエネルギーは核種に固有の線スペクトルである．ITは核異性体がかかわる点でγ線遷移とは異なる．

例：^{99m}Tc $\longrightarrow$ ^{99}Tc + γ線（0.14 MeV）

内部転換（IC）

　また，励起状態から基底状態に変わる時に，γ線を放出する代わりに核の励起エネルギーを直接軌道電子に与えてこれを原子外にはじき出すことがある．これを内部転換（internal conversion：IC）といい（図8），放出された電子を内部転換電子（ICE）という．ICで放出された電子は，β崩壊後に付随して発生するので，β崩壊によって放出するβ粒子（電子）とは異なり，ニュートリノの放出もない．ICが起こると軌道上の電子が空席になるので，電子捕獲と同様に特性X線が生じる．ICEのエネルギーは核種に固有の線スペクトルを示す．

E. 崩壊図

　崩壊の形式，その過程のエネルギー状態，放出される放射線の割合，半減期などの表現法について，わかりやすく図示したものを崩壊図という（図9）．縦軸はエネルギー準位（上方向にエネル

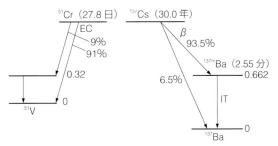

図9　崩壊図の例
数字はエネルギー，（ ）は半減期，％は2つ以上の崩壊が同時に起こるときの比率

ギー準位が高い）を，横軸は原子番号（右方向に原子番号が大きい）を示す．またβ$^-$崩壊などの原子番号が増える崩壊は右下方向，α崩壊，β$^+$崩壊，ECなどの原子番号が減る崩壊は左下方向，IT，ICなどの原子番号が変化しない崩壊は真下方向の矢印で表す．エネルギー準位を核種の記号の下に横線を付け数値で付加したり，半減期を核種の記号のそばに付記したり，崩壊形式とその割合を矢印のそばに付記したりすることもある．

F. 自然界の崩壊

　自然界には宇宙線や放射性同位元素から放出された放射線が存在する．自然界に存在する放射性同位元素の中には一定の法則に従って崩壊する系列のあるものがあり，ウラン系列（4n＋2系列），トリウム系列（4n系列），アクチニウム系列（4n＋3系列），ネプツニウム系列（4n＋1系列）がそれである．いずれも原子番号81以上の原子で起こっている．

G. 放射能と単位

　放射能（radioactivity）とは，原子核が放射性崩壊を起こし放射線を放出する能力，性質のことである．しかし，わが国では放射線を出す能力，放射性物質そのもの，放射能の強さ，放射性物質の量など，多義語として用いられている．

　放射能の強さはその放射性同位元素の単位時間当たりに崩壊する原子数（壊変率）で表す．その単位には古くはCi（キュリー）が使用されていたが，現在はSI単位のBq（ベクレル）が用いら

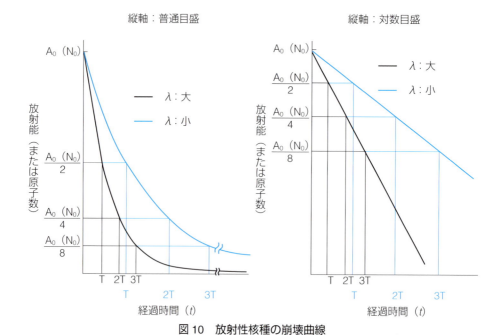

図10　放射性核種の崩壊曲線

れている（17頁参照）．

H. 崩壊の法則

原子核が崩壊する過程は，どの原子がいつ崩壊するかは予見できずランダムな現象で，確率の法則で起こる．したがって，原子1個としては考えずに集団として統計的に考える．この集団内の原子核は，そこに存在する原子の数（N）に比例する．ある不安定な1個の原子核が単位時間当たりに崩壊する確率を崩壊定数（decay constant：λ）といい，それぞれの核種に固有の値を持つ．

ある時刻にそこに存在する放射性同位元素の原子数Nが，単位時間dtにdN個崩壊した時の放射能の強さA（単位時間当たりの崩壊数）は，次式のようになる．

$$A = -dN/dt = \lambda N \quad \cdots\cdots\cdots\cdots\cdots\cdots (1)$$

これを積分すると，次式のようになる．

$\ln N = -\lambda t + C$（Cは積分定数）

そこで，最初（t = 0）に存在した原子数をN_0とすると，$\ln N - \ln N_0 = -\lambda t$であるので，Nはtの関数として，次式のようになる．

$$N = N_0 e^{-\lambda t} \quad \cdots\cdots\cdots\cdots\cdots\cdots (2)$$

これは，ある放射性同位元素の原子数Nが経過時間tに対して指数関数的に減少することを示している．

放射性同位元素の崩壊曲線（減衰曲線）を図10に示す．縦軸を普通目盛でとると曲線となり，対数目盛でとると直線になる．

一方，放射能の強さAについての経時変化についても，$A = \lambda N$であるから，（2）式の両辺にλを乗じて，$\lambda N = A$，$\lambda N_0 = A_0$（但し，A_0はt = 0のときの放射能の強さとする）とおけば，（2）式は次式のようになる．

$$A = A_0 e^{-\lambda t} \quad \cdots\cdots\cdots\cdots\cdots\cdots (3)$$

これも，ある放射性同位元素の放射能Aが経過時間tに対して指数関数的に減少することを示している．

このように，崩壊による原子数Nの減少も，放射能Aの減少も，それらの早さの程度はλによって決まる．λが大きいほど速く崩壊する．し

表5　主な放射性核種と半減期

核種	半減期	核種	半減期	核種	半減期
^{3}H	12.3 年	^{59}Fe	44.5 日	^{99m}Tc	6 時間
^{11}C	20.4 分	^{58}Co	70.8 日	^{111}In	2.8 日
^{14}C	5730 年	^{67}Ga	78 時間	^{123}I	12.3 時間
^{13}N	10 分	^{68}Ga	68 分	^{125}I	60 日
^{15}O	2 分	^{75}Se	120 日	^{131}I	8 日
^{18}F	110 分	^{81m}Kr	13 秒	^{133}Xe	5.24 日
^{32}P	14 日	^{81}Rb	4.6 時間	^{198}Au	2.7 日
^{51}Cr	27.7 日	^{99}Mo	66 時間	^{201}Tl	73 時間

かし，崩壊の速さの指標はλより次の半減期の方が一般的である．

I. 半減期（T）

原子数が半分になるまでの時間を半減期（half-life time：T）という．それぞれの放射性同位元素は固有の半減期を持っている．半減期は時間の単位であるが，10^{-10} 秒より小さいものから 10^{10} 年を超えるものまで広範囲である．医学・医療で使われる一部の主な放射性同位元素の半減期を**表5，付録136頁**に示す．

$t = T$ のとき $N(t) = No/2_0$ であるので，これを（2）式に代入すると $1/2 = e^{-\lambda t}$ となり，この両辺の対数をとると $\ln(1/2) = -\lambda t$ となる．よって，次式のようになる．

$$T = \ln2/\lambda = 0.693/\lambda \cdots\cdots (4)$$

このことから半減期 T と崩壊定数 λ は反比例の関係にある．

（2）式，（3）式を，T（（4）式）を用いて書き換えると，それぞれ次式のようになる．

$$N = N_0 (1/2)^{t/T} \cdots\cdots (5)$$
$$A = A_0 (1/2)^{t/T} \cdots\cdots (6)$$

これらは，半減期の倍数を経過したときの原子数，放射能量を求めるのに便利な式となる．

なお，1個の原子核が壊変するまでの平均時間を平均寿命（mean life）といい，τ で表す．放射能の強さがはじめの 1/e になるまでの時間ともいえ，次式のようになる．

$$\tau = 1/\lambda = 1.44T$$

J. 放射平衡

下式のように，元の放射性同位元素（親核種）が崩壊し別の核種（娘核種）が生成され，その娘核種がさらに次の崩壊を起こして別の核種（孫核種）に崩壊するような逐次崩壊や系列崩壊においては，元の親核種と娘核種の量（放射能または原子数）は，娘核種生成後ある時間が経過すれば，それ以後は時間経過とともに一定の比率で推移する．これを放射平衡といい，親核種の半減期（T_1）が娘核種のそれ（T_2）より大きい〔または親核種の崩壊定数（λ_1）が娘核種のそれ（λ_2）より小さい〕場合に成立する．反対に T_1 が T_2 より小さい（または λ_1 が λ_2 より大きい）場合には成立しない．

$$X(親核種)\xrightarrow[T_1]{\lambda_1} Y(娘核種)\xrightarrow[T_2]{\lambda_2} Z(孫核種)$$

放射平衡では，親核種の崩壊は娘核種よりもゆっくり起こるため，はじめ娘核種は親核種の中に生成され増加していくが，ある時間からは娘核種の崩壊が起こるため，娘核種の生成率と崩壊率は釣り合うようになり，一定の率を維持するようになる．このとき娘核種の量は，崩壊した親核種の半減期に依存した率で推移する．

放射平衡は，半減期（または崩壊定数）の差の大きさにより，過渡平衡と永続平衡に分けられる．

a. 過渡平衡

過渡平衡は，親核種と娘核種の半減期が大きく違わない場合（$T_1 > T_2$）に起こる現象で，ある時間が経過すると娘核種の量は親核種を追い越すが，それ以後は見かけ上，親核種の半減期に従って，親核種と娘核種の間で一定の比率で減衰していく．

$$N_2/N_1 = \lambda_1/(\lambda_2 - \lambda_1)$$

図11A に示すように，十分な時間が経過すれば，Ⅰ，Ⅱ，Ⅲの曲線は平行になる．

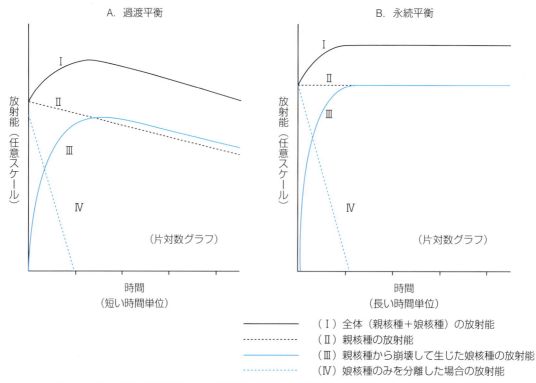

図11 放射平衡（過渡平衡，永続平衡）における親核種，娘核種，全体の放射能の推移

　臨床では，使用したい短半減期核種の放射性同位元素をその場で入手できるため，ジェネレータと呼ばれる過渡平衡を利用した装置が用いられる（40頁参照）．

　過渡平衡の例：$^{99}_{42}\text{Mo} \longrightarrow {}^{99m}_{43}\text{Tc} \longrightarrow {}^{99}_{43}\text{Tc}$
　　T_1：66時間，T_2：6時間

b. 永続平衡

　親核種の半減期が娘核種に比べて圧倒的に長い場合（$T_1 \gg T_2$）には，ある短い期間では崩壊による親核種の減衰は無視できる．永続平衡では，娘核種の量が親核種の量に追いついて両者の量が等しくなると，それ以後の娘核種の量は，長く親核種の半減期に従って，一定の比率で減衰していく．

　　$N_1/N_2 = \lambda_2/\lambda_1$

　永続平衡では親核種の半減期が非常に長いので，親核種と娘核種の量はほとんど変化しない．図11Bに示すように，十分な時間が経過すれば，Ⅰ，Ⅱ，Ⅲの曲線は平行になる．

　永続平衡の例：$^{226}_{88}\text{Ra} \longrightarrow {}^{222}_{86}\text{Rn} \longrightarrow {}^{218}_{84}\text{Po}$
　　T_1：1,620年，T_2：3.8日

（寺平良治）

チェックリスト

□放射線，放射能，放射性同位元素とは何か，それぞれ説明せよ．
□核異性体について述べよ．
□α崩壊について説明せよ．
□β崩壊について説明せよ．
□半減期について述べよ．
□放射平衡について説明せよ．

コラム

ニュートリノ

2015年に，梶田隆章教授が「素粒子ニュートリノが質量を持つことを示すニュートリノ振動の発見」でノーベル物理学賞を受賞した．

ニュートリノは，基本的素粒子の1つで電荷がなく，「電子型」「ミュー型」「タウ型」の3種類ある．大気，太陽など色々なところでできていて，地球でもどこでも通り抜けていく．従来の様々な事象を説明できる「標準理論」では，ニュートリノには質量がないとされていた．

本書中にニュートリノが記載されているのは，β崩壊によりβ線と同時に生成される中性微子の箇所（5頁参照）のみである．そもそもニュートリノは理論が先行し，理論上でその存在が予測されていた粒子である．

β線は当初，線スペクトル（4頁参照）を持つと予想されていたが，実測すると連続スペクトル（4頁参照）を示した．1930年にWolfgang Ernst Pauliは，β線のこうしたエネルギー消失を説明するために中性の微粒子が存在するとの仮説を提唱した．β崩壊におけるエネルギー保存則と角運動量保存則が成り立つための理論上の物質であった．ニュートリノは「ニュートラル」（中性）と「イノ」（小さい）の合成語である．

実際に観測されたのは四半世紀以上も後のことで，1970年代には太陽ニュートリノが発見されたが，その数は予想値の1/3であった．1987年からは，小柴昌俊教授らが岐阜県飛騨市神岡町の鉱山跡地に建設した「カミオカンデ」の実験施設で，太陽，大気のニュートリノの観測を始め，超新星ニュートリノを発見したりした．

宇宙線が大気中の原子核と衝突するとニュートリノを発生するので，カミオカンデでは大気ニュートリノが水との相互作用で発生する「チュレンコフ

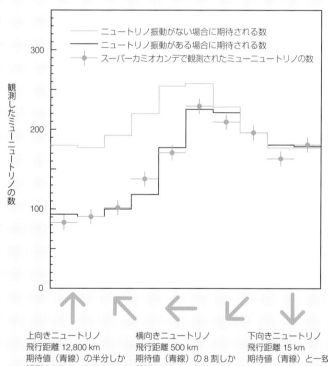

スーパーカミオカンデ
http://www-sk.icrr.u-tokyo.ac.jp/sk/sk/neutrino.html より引用
© Kamioka Observatory, ICRR (Institute for Cosmic Ray Research), The University of Tokyo

光」を，3,000トンもの超純水と壁一面に取り付けた超高感度の光電子増倍管（24頁参照）を備えた，いわば巨大な検出器ともいえる地下施設で，ニュートリノを観測した．ここで観測できるのは2種類のニュートリノであった．本来，どこから来るニュートリノも数は同じように検出されるはずであった．このとき梶田教授は，地球の裏側から来るニュートリノの数が電子型に比べニュー型では予想よりも少ないことに気づき，その理由を「ニュートリノ振動」なら説明できると考えて発表した．振動は質量があることで起こるため，当時は常識外れで標準理論に真っ向から対立するものであった．

　物理学では別の種類に変わることを振動という．ニュートリノが質量を持つならば飛んでいる間に種類が変わる．種類が変わるためには500km以上の距離が必要である．検出器の上空から来るニュートリノは（距離が短いので）振動しないが，地球の裏側から来るものは（距離が長いので）振動して種類が変わるために届いてはいるものの検出ができないのかもしれない．もしニュートリノに質量がないならば，光速で飛べるのは質量がゼロの場合だけなので同数のニュートリノが来るはずである．しかし，質量があるならば，地球の裏側から来るものはその間に種類が変わり数に差が出る．すなわち，ニュートリノは振動し質量を持つことになる．

　そして，カミオカンデの10倍以上の大きさを持つスーパーカミオカンデで，地球の裏側から来るミ

ュー型ニュートリノの数が地上から来る数に比べ予測よりも少ないこと（ニュートリノ振動）を1998年に初めて観測し，ニュートリノに質量があることの大きな証拠をつかんだ．

　この発見は，ニュートリノに質量がないとしていたそれまでの考えを覆すことになり，「素粒子標準理論」に見直しを迫る画期的な結果となった．そして従来の「標準理論」の数式に，ニュートリノに質量があることも含めた数式が新たに加えられることになった．中でもシーソー機構が有力で，追加される数式には宇宙にはさらなる未知の巨大質量を持つ粒子が存在することも入っているのだという．またすでにカミオカンデの近くにはこれを検出するためのさらに高感度な検出器を備えた施設カムランデが建設されているという．

　神岡町の実験場は，古くは鉱山の採掘場として繁栄したが，公害「イタイイタイ病」の原因となった場所でもあった．こうした町の発展，衰退の歴史を，ニュートリノの基礎研究が見事に復活させた．

　未知の放射線が19世紀末に発見され，20世紀半ばには放射線を利用したRIA（54頁参照）が開発されて，その後の臨床化学検査の微量物質測定法（Ⅳの3参照）の発展に大きく貢献をした．これと同様に，20世紀後半に発見されたニュートリノも，今後われわれの生活や技術の発展に寄与するときが訪れるものと期待している．

I 放射能・放射線の性質

2 放射線と物質の相互利用

放射性核種や放射線発生装置から得られる放射線には，α線，β線，γ線そしてX線など，色々な種類がある．これらの放射線粒子が物質中を通過する際の振る舞いは次のように分類できる．
重荷電粒子：α線，加速された陽子，重陽子など
電子：β線，内部転換電子，加速された電子など
光子：γ線，X線

これらの放射線と物質の相互作用は，検査・診断を行うに当たっての重要な基礎事項である．さらに，放射線の検出，測定そして遮蔽などと密接な関係がある．

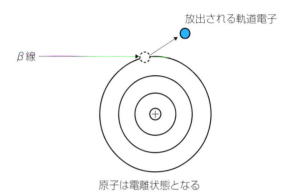

図1　β線と物質の相互作用・電離

1. α線

重荷電粒子の物質中での振る舞いは，電子と本質的には違わない．しかし，最も軽い陽子でさえ電子に比べ1,800倍も重く，したがって同程度のエネルギーの電子に比べて速度がかなり遅いため，見かけ上の作用は異なる．また，飛跡の単位当たりの電離量が大きく急速にエネルギーを失うため，物質中の飛程は短く透過力は極めて弱い．α線の空気中の飛程は数 cm，水中では約 0.1 mm 以下である．そのため，細胞毒性が強く，臨床検査には使われない．

A. 電離と励起

後述する衝突阻止能は，粒子の速度の2乗に逆比例するので，同じエネルギーの電子に対して速度の遅い重荷電粒子の衝突阻止能は，電子に比べてはるかに大きい．距離の増加に伴ってα粒子のエネルギーが低下するため比電離が増し，さらにエネルギーが低下すると，もはや電離を起こし得ない．

B. 散乱

α線は，直進性のため，後方散乱の割合も，たかだか12%程度で，通常は無視できる．

C. 制動放射

よほど高いエネルギーでない限り，重荷電粒子の制動放射は無視できる．

2. β線

高速の電子が物質中を通過する際には，次のような振る舞いをする．

A. 電離と励起

β線が持つエネルギーの一部またはすべては，ターゲット物質の構成原子に含まれる軌道電子と衝突して与える．その結果，衝突された電子は外側の軌道に移るか（励起：excitation），または原

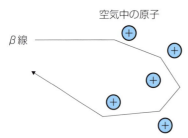

図2　β線と物質の相互作用・散乱

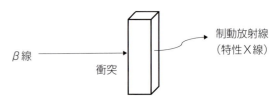

図3　β線と物質の相互作用・制動放射

物質がβ線のエネルギーをすべて吸収できない時に特性X線が放出される.

子の外に飛び出す（電離またはイオン化：ionization）現象である．（図1）

電子が物質中の単位距離を走る間に電離および励起によって失う平均エネルギー（衝突阻止能）は，おおよそ電子の速度の2乗に逆比例し，物質の単位体積中に含まれる軌道電子数に比例する．また，単位距離当たりの電離回数（比電離）も同じ傾向を示し，1 MeVの電子では空気1 cmにつき約60である．

B. 散乱

散乱は，空気中において，原子の軌道電子または原子核の電界によって進行方向が曲げられる現象である．この場合，エネルギーの消耗はわずかである．電子の散乱は普通原子の原子核の作る電界によって起こり，その確率は原子番号の2乗にほぼ比例する．1回の散乱によって進路が曲げられる角度（散乱角）は一般に大きくない．しかし，物質の厚さがよほど薄くない限り，多数回の散乱が引き続いて起こるので，電子は次第にその進行方向を変え，元の側に戻ることすらある．これを後方散乱という（図2）．

C. 制動放射

制動放射は，ターゲット原子の原子核近傍の電界によって減速される際，運動エネルギーの一部を光子（電磁波）の形で放射する現象（図3）である．

電子が物質中の単位距離を走る間に制動放射によって失う平均エネルギーは，単位体積中の原子数と原子番号の2乗に比例し，また電子のエネルギーの大きいところでは，ほぼそれに比例する．

通常のX線管および電子加速器を用いたX線発生装置から得られるX線の大部分は，制動放射線である．制動放射線のエネルギーは連続で，それを発生させる電子の運動エネルギーに等しい最大値を持ち，低エネルギー側ほど強度を増すような分布をなしている．

D. 陽電子の消滅

β^+線（陽電子）については，以上の相互作用の他に，運動エネルギーを失って停止すると必ず周りにある陰電子と結合し，結合電子は消滅して，その代わり電子の静止エネルギーに相当する0.51 MeVの光子2本が互いに正反対（180°）の方向に放出される．したがって，陽電子放出核種に対しては，この消滅放射線を考慮した遮蔽が必要である．

3. γ線

γ線と物質の相互作用には多くの型があり，それぞれの型の相互作用の起こる確率もγ線のエネルギーおよびターゲット物質の原子番号によって大きく変わるので，荷電粒子の場合に比べて複雑である．これらの型のうち，光電効果，コンプトン散乱および電子対生成は，γ線エネルギーの物質への伝達およびγ線の減衰と関係があり，γ線の検出，線量の計算および遮蔽に重要な役割を占めている．

A. 光電効果

光電効果は，γ線がターゲット原子の軌道電子に自分のエネルギーをすべて与えて原子から放出させ，γ線は消滅する．この放出される電子を光

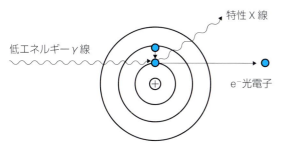

図4 γ線と物質の相互作用・光電効果

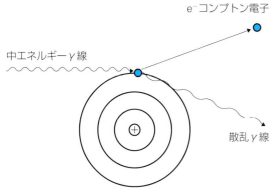

図5 γ線と物質の相互作用・コンプトン散乱

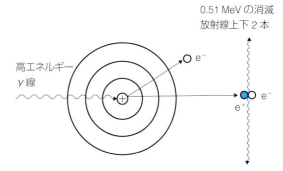

図6 γ線と物質の相互作用・電子対生成

電子という．一般に，K軌道電子が作用を受ける場合が大部分である（図4）．ターゲット原子はK軌道電子が不足するので，外側の軌道の電子で補充し，余分のエネルギーは特性X線の形で放出される．光電効果が起こる確率は，低エネルギーのγ線でターゲットが高原子番号の物質であるとき高くなる．

B. コンプトン散乱

コンプトン散乱は，γ線がターゲット原子の軌道電子にエネルギーの一部を与えて原子から放出させ，γ線自らはより低いエネルギーのγ線となって初めと異なる方向へ散乱する．放出された電子をコンプトン電子という（図5）．コンプトン散乱が起こる確率は，中エネルギー領域のγ線が高密度の物質に作用したときに高くなる．この過程において，衝突前後でエネルギー保存則および運動量保存則が成立している．

C. 電子対生成

陽電子消滅の逆過程として，γ線がターゲット原子核近傍の強い電界中で消滅し，陰電子と陽電子の一対をつくる現象である（図6）．1個の電子の静止質量は0.51 MeVである．それで，2個の電子をつくるにはその倍が必要となる．それ故にγ線のエネルギーが1.02 MeV以上が必要となる．電子対生成が起こる確率は，高エネルギー（1.02 MeV以上）のγ線が高原子番号の物質に作用したときに高くなる．なお，生成した陽電子は運動エネルギー失うと周囲の陰電子と結合して消滅放射線（0.51 MeV）2本を放射する．

（三田明弘）

チェックリスト

□β線と物質の相互作用について説明せよ．
□光電効果について説明せよ．
□コンプトン散乱について説明せよ．
□電子対生成について説明せよ．
□消滅放射線について説明せよ．

X線の発生

　X線の本質は，波長の短い電磁波でγ線と同じであり，透過力も強い．α線，β線そしてγ線は原子核の崩壊や励起状態の原子核から放出される放射線である．X線は原子核ではなく，高速で動いている電子がターゲット分子に衝突したとき（制動放射線）や軌道電子を弾き飛ばすとき（特性X線）などに放出される放射線である．

　制動放射線は，高速で動いている電子がターゲット分子や磁場などにより無理やり静止するときに電子が持っている運動エネルギーを熱や電磁波として放出するものである．そして，これは連続スペクトルを示す（13，14頁参照）．

　一方，特性X線は，高速で動いている電子が，ターゲット分子の軌道電子を弾き飛ばし空になった軌道の電子を，外側の軌道の電子で補充していく．軌道電子のエネルギーは，K殻＜L殻＜M殻＜N殻……というように順次大きくなる．エネルギーの高い外側の電子がエネルギーの低い内側の軌道に入ると，当然その電子は励起状態になり，基底状態に戻るために電磁波を放出する．この電磁波が特性X線となる．これは放出された電子と補充された電子のエネルギー差が電磁波のエネルギーとなる．この特性X線は，単一スペクトルを示す（14頁参照）．

　なお，発生する割合は，制動放射線の方が圧倒的に多い．

Ⅰ 放射能・放射線の性質

3 放射線のエネルギーと線量の単位

1. 放射線のエネルギー

SI単位では，エネルギーはジュール（J）が用いられるのが一般的である．しかし，放射線や原子レベルの現象を扱うときはエレクトロンボルト（eV）を用いることになっている．つまり，放射線のエネルギーや原子核の持つエネルギーそして核子間エネルギーなどはeVを用いる．

1eVは，1ボルト（V）の電位差で加速された電子が受け取るエネルギー量で1.602×10^{-19}Jに相当する．また，相対性理論によると，質量とエネルギーは等価（E $= m$C^2，E $=$ エネルギー，m $=$ 質量，C $=$ 真空中の光の速度）であることから，eVは質量の単位にも使用される．

電子の電荷量
e $= 4.80 \times 10^{-10}$ esu $= 1.6 \times 10^{-19}$ J
1eV $=$ 1e $\times$ 1V $= 1.6 \times 10^{-19}$ C $\times$ 1V
$\quad = 1.6 \times 10^{-19}$ J $= 1.6 \times 10^{-12}$ erg（エルグ）
10^3 eV $=$ 1keV $= 1.6 \times 10^{-16}$ J
10^6 eV $=$ 1MeV $= 1.6 \times 10^{-13}$ J
1 amu（原子質量単位）$= 1.49232 \times 10^{-10}$ J
$\qquad\qquad\qquad\qquad = 931.420$ MeV
静止状態の電子の質量（m）$= 0.51$ MeV

2. 放射能の単位

放射性同位元素の量を表すのに用いられる単位は，SI単位系ではベクレル（Bq）が用いられており，従来の単位はキュリー（Ci）が用いられていた．

Bqとは，単位時間内（1秒間）で崩壊する原子核の数（1崩壊／秒）で表される．また，便宜的にdps（disintegration per second，崩壊数／秒）やdpm（isintegration per minute，崩壊数／分）が用いられることもある．

1Bq $=$ 1 dps $=$ 60 dpm

キュリー（Ci）は，^{226}Raの放射能に基づいて決められた歴史的な単位である．CiとBqの関係は次の通りである．

1Bq $= 2.7 \times 10^{-11}$ Ci $=$ 27 pCi
1Ci $= 3.7 \times 10^{10}$ dps
$\quad = 3.7 \times 10^{10}$ Bq
$\quad = 37$ GBq

なお，単位質量または単位物質量当たりの放射能を比放射能（specific activity）といい，Bq/g，Bq/kgなどが用いられる．

3. 線量の単位

線量という量には，放射線が物質に与える効果を見積もる際，放射線の量の尺度として用いる吸収線量がある．そして放射線の種類，エネルギーおよび照射の仕方などによる生物への効果の違いを考慮した線量当量，また，X線やγ線による吸収線量の評価に利用される線量測定上便利な照射線量の3つがある．

A. 吸収線量（absorbed dose）

吸収線量は，物質の単位質量が放射線照射により受け取るエネルギー量として定義される．この場合，放射線および物質の種類は何でもよい．特別な単位としてグレイ（Gy）が用いられる．

表1　放射線加重係数と線質係数

放射線の種類とエネルギー	放射線加重係数（W_R）	線質係数（Q）
X 線および γ 線（すべてのエネルギー）	1	1
β 線および電子線（すべてのエネルギー）	1	1
反跳陽子以外の陽子線（2 MeV 以上）	5	10
		（陽子および電荷 1 の粒子）
陽子線		3〜5
中性子線（10 keV〜）	5〜20	10
α 線，重原子核	20	20

　物質の質量を dm，与えられる平均エネルギーを dE とすると吸収線量（D）は次のようになる．

D = dE/dm

　SI 単位系ではエネルギーは J，質量は kg を用いるので次のように表される．

1Gy = 1 J/kg

　以前から使われているラド（rad）は歴史的な単位として残されている．

1 Gy = 100 rad

B. 照射線量（exposure dose）

　照射線量は，光子（X 線，γ 線）のみに使用される線量の単位である．これは光子が目的の場所にどれほど照射されたか，あるいは光子が飛んでくるかを示す量で，単位質量の空気に対する電離量として定義されている．単位としては C/kg で表される．

　照射線量 X は，質量 dm の空気が光子により電離した電子またはイオンのどちらかの符号の電荷 dQ の時，次のように表される．

X = dQ/dm

　SI 単位系では質量の単位は kg，電荷量はクーロン（C）を用いるので次のように表される．

X = C/kg

　以前から使われているレントゲン（R）は歴史的な単位として残されている．

　これは，dm が標準状態の空気 1 cm³ の質量で，dQ が 1 静電単位として定義されている．

1 C/kg = 3.876 × 10³ R
1 R = 2.58 × 10⁻⁴ C/kg

　照射線量は光子と空気について本来適用できる量であり，歴史的にみて電離箱による X 線の測定に合うように考えられたものということができる．

C. 線量当量（dose equivalent）

　同じ吸収線量（Gy，rad）であっても，放射線の種類やエネルギーによって生体における影響の大きさは異なる．そこで，条件の異なる放射線照射によって生体に与えられる効果を測り，放射線防護の目的で比較したり，加え合わせたりするために線量当量が使われる．

　放射線防護の観点から決められた線量の単位としては，線量当量，実効線量，等価線量がある．これらの線量単位は，その目的に応じてそれぞれ適切な補正係数を乗じて算出する人為的要素を考慮した量である．

　国際放射線防護委員会（International Commission on Radiological Protection：ICRP）はこれらの線量単位を決めるに当たり，人体に対する被ばく影響を評価する単位として実効線量，等価線量を用いることとした（1990 年勧告）．そして，補正係数として線質係数に代わって放射線加重係数（**表1**）を用いることとした．

　また，放射線加重係数で加重された臓器の吸収線量を等価線量とし，等価線量に組織加重係数（**表2**）を乗じたものを実効線量とした．

表2 組織加重係数

臓器組織	1990年勧告	従来係数
甲状腺	0.05	0.03
皮膚	0.01	
肺	0.12	0.12
食道	0.05	
赤色骨髄	0.12	0.12
乳房	0.05	0.15
肝臓	0.05	
胃	0.12	
骨表面	0.01	0.03
生殖腺	0.20	0.25
膀胱	0.05	

さらに，人体に対する放射線の影響を評価する場合以外の放射線防護目的の単位として従来通りの線量当量を用いることとした．なお，各線量の単位はすべてシーベルト（Sv）である．

等価線量（Sv）＝組織の吸収線量（Gy）
　　　　　　　　×放射線加重係数（W_R）
実効線量（Sv）＝等価線量（Sv）
　　　　　　　　×組織加重係数（W_T）

吸収線量（Gy）の点における線量当量（Sv）は線質係数（Q）（**表1**）と線質分布係数をかけたもので表され，次のようになる．

線量当量（Sv）＝吸収線量（Gy）×線質係数（Q）
　　　　　　　　×線質分布係数

しかし，特別な場合を除いて線質分布係数は考慮しなくてよい．また，吸収線量を歴史的な単位である rad としたときは線量当量の単位はレム（rem）となる．これも歴史的な単位である．

1 Sv ＝ 10^2 rem

（三田明弘）

チェックリスト

□ eV について説明せよ．
□ 放射能の単位について述べよ．
□ Bq と Ci の関係について述べよ．
□ 照射線量について説明せよ．
□ 吸収線量について説明せよ．
□ 線量当量について説明せよ．

演習問題 （正解と解説は 121 頁）

1 以下の文章で**正しいもの**を選びなさい．また誤っている文章にはそのところに下線を引き，正しく直しなさい．

a 原子核は原子の質量の大部分を占め，電荷は中性である．

b α崩壊では，原子番号が 1 減少し，質量数は変わらない．

c ^{125}I の半減期は 60 日である．

2 以下の文中の**誤っているところ**に下線を引き，正しく直しなさい．

a 120 mBq の ^{99m}Tc（半減期 6 時間）は，18 時間後には 40 mBq になる．

b 10 mBq の ^{131}I（半減期 8 日）は，32 日後には 2.5 mBq になる．

3 以下の文中の**誤っているところ**に下線を引き，正しく直しなさい．

a β線と物質の相互作用の 1 つにコンプトン散乱がある．

b 陽電子消滅において消滅放射線（0.15 MeV）が 1 本出る．

c 光電効果は高エネルギーのγ線と物質の相互作用で生じる．

4 以下の文中の**誤っているところ**に下線を引き，正しく直しなさい．

a コンプトン電子はγ線のすべてのエネルギーを持っている．

b γ線と軌道電子の衝突で生じる光電子はターゲット原子の一番外側の軌道の電子である．

c β線の遮蔽を考えるときは電離と励起を考えればよい．

5 以下の組み合せで**誤っているところ**に下線を引き，正しく直しなさい．

a ベクレル（Bq）〔旧単位：キュリー（Ci）〕———————— γ線放射定数

b エレクトロンボルト（eV）———————————— 照射線量

c シーベルト（Sv）—————————————————— 吸収線量

6 以下の文中の**誤っているところ**に下線を引き，正しく直しなさい．

a 放射線の生体に及ぼす影響を表す単位はグレイ（Gy）である．

b 1Bq とは 1 秒間に $3.7 × 10^{10}$ 個崩壊する放射性物質の量をいう．

c γ線の場合，吸収線量の 10 倍が線量当量となる．

II 放射能・放射線の測定

1　放射線測定の基礎

　放射線とは，電子，原子核，光子のような非常に小さい個々の粒子のうち，物質の原子を電離することが可能な高いエネルギーを持つものを指す．放射線が物質に入射すると，そのエネルギーの一部，または全部が電離や励起を介して物質に付与される．このエネルギー付与量の一部を何がしかの方法で測定できれば放射線の計測が可能となる．本項では，放射性同位元素検査学で使用される主な放射線検出器の原理や測定技術について概説する．

1. 放射線の発生と検出原理

　放射性同位元素（radioisotope：RI）から放出される放射線には，α線（$^4He^{2+}$原子核），β^-線（電子e^-），β^+線（陽電子e^+），オージェ電子（e^-），内部転換電子（e^-），γ線（光子），特性X線（光子），中性子（n）など，様々なものがある．このうち，電荷を持つ放射線（荷電粒子）は直接電離放射線，電荷を持たない放射線は間接電離放射線と呼ばれる．

　直接電離放射線が物質中を進むと，物質を構成する原子の軌道電子と電気的に次々と衝突を繰り返しながらエネルギーを失っていく．ここで，衝突の度合いが大きければ軌道電子は弾き飛ばされて自由電子となり（電離），衝突の度合いが小さければ軌道電子は外側の軌道に上り（励起）これらが元の軌道に戻る（脱励起）時に可視光領域の光子を放出する（蛍光）．

　一方，間接電離放射線（とりわけγ線やX線）が物質中を進むと，そのエネルギーの全部，または一部が物質中の主に電子1つに与えられ，代わ

りにこの電子が直接電離放射線として，前述のように電離・励起を繰り返しながらエネルギーを失っていく．以上を背景として，放射性同位元素検査学で使用される主な放射線検出の原理は，以下の2種類に大別される．

・電離で発生した多数の自由電子を回収し測定する方法
・励起からの発光（蛍光）を測定する方法

　また，測定方式には，放射線を1つずつ計測する方式（計数方式）および多数の放射線量をマクロな相対値として一度に計測する方式（積算方式）の2種類がある（**表1**）．

A. 気体の電離を利用

　図1に示すように，気体が封入された容器内の電極に高電圧（印加電圧）をかける．ここで，気体中を荷電粒子（**図1**の例では，入射γ線が光電効果を起こして発生した高エネルギー電子）が通過した際，気体の原子を電離して自由電子と陽イオンの対を次々と生成する（1次電離）．ここで，荷電粒子が1個の原子を電離するのに必要なエネルギーをW値と呼ぶ．気体のW値は，荷電粒子の種類によらず，30 eV程度である．

　例として，荷電粒子のエネルギーが100 keVの時，100 keV/30 eV〜3,000個程度の自由電子が電離により発生する．これらの自由電子は，通常，すぐ目の前にある陽イオンに電気的に引かれて再び元の状態に戻る．一方，より高い400 V程度以上の高電圧をかけると，自由電子はプラスの電極に一斉に引っ張られて回収することが可能になり，自由電子の群れが短い時間内に導線を通過し

21

表1 放射線検出原理の分類

原理		検出器	構成物質	主な線源	測定方式
電離で発生した自由電子を測定	気体の電離	電離箱	空気	γ, X	積算
		比例計数管	PRガス（Ar＋メタン）	α, β	計数
			BF_3ガス, ^3Heガス	中性子	計数
		GM計数管	Qガス（He＋イソブタン）	β, γ, X（端窓型）	計数
				α, β（ガスフロー型）	
	固体の電離	半導体検出器	Si, Ge, CdTe	γ, X	計数
励起からの発光（蛍光）を測定	即発光型（シンチレーション光）	シンチレーション検出器	NaI（Tl）, CsI（Tl）, BGOなど	γ, X	計数
		液体シンチレーションカウンタ	溶媒（キシレン）＋発光体（PPO）	α, 低エネルギーβ	計数
	蓄積型（ルミネセンス光）	熱蛍光線量計	Mg_2SiO_4, LiF, $CaSO_4$	γ, X, 中性子	積算
		蛍光ガラス線量計	銀活性リン酸塩ガラス	γ, X	積算
		光刺激ルミネセンス線量計	$α-Al_2O_3$：C	γ, X	積算
		イメージングプレート	$BaFBr：Eu^{2+}$	γ, X	積算
その他	感光作用	X線フィルム	乳剤（ハロゲン化銀）	γ, X	積算
		原子核乾板		荷電粒子	計数
	化学反応	フリッケ線量計	$Fe^{2+} → Fe^{3+}$（酸化反応）	大線量向け	積算
		セリウム線量計	$Ce^{4+} → Ce^{3+}$（還元反応）	大線量向け	積算
	温度変化	カロリメータ	吸収体（水, グラファイト）＋温度計	大線量向け	積算
		マイクロカロリメータ	吸収体（Fe, W）＋半導体温度計	γ, X	計数
	飛跡	固体飛跡検出器（CR-39）	プラスチック	荷電粒子	計数

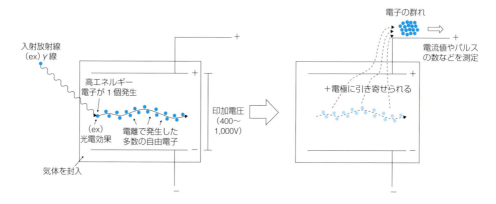

図1 気体の電離を利用

一瞬だけ電流が流れる．これをパルスと呼ぶ．放射線計測では，パルスの数が放射線の数（計数）に対応する．印加電圧の大きさや気体の種類により，以下の3つの検出器に大別される．

a. 電離箱

気体を空気として印加電圧を400V程度に設定すると，図1のように検出器内で発生した自由電子をそのまますべてプラスの電極に回収することができる（1次電離量の測定ができる）．このような検出器を電離箱と呼ぶ．電離箱では，各々の放射線パルスは極めて小さいため，通常，パルスを計数することができない．代わりに，多数の放射線を入射させて生じた1次電離量の合計（多数のパルスの積算）をコンデンサーなどに蓄積して全収集電荷量［C］を測定することで放射線量を推定する．

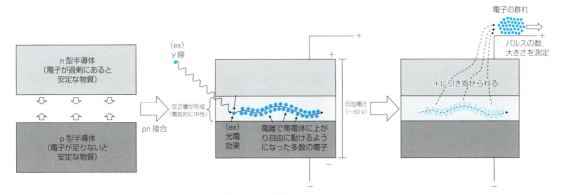

図2　固体の電離を利用

b. 比例計数管

印加電圧を 500～800 V 程度にすると，電離で発生した自由電子がプラスの電極に引きよせられる際に加速して高エネルギー電子となる．すると，これらが直接電離放射線として気体中で新たに電離（2 次電離）を引き起こす．これを電子なだれ（またはガス増幅）と呼ぶ．回収される自由電子は 1 次電離と 2 次電離の和となり大きなパルスが発生するので放射線の計数が可能となる．このような検出器を比例計数管と呼ぶ．

比例計数管では，1 次電離量に対して 2 次電離量が比例関係にあるので，パルスの大きさ（パルス波高）が放射線エネルギーに対応している．一般に，α 線や β 線の測定では，電子なだれを誘発する PR ガスが使用される．一方，中性子（とりわけエネルギーの低い熱中性子）の測定では，中性子が ^{10}B や ^{3}He の原子核に吸収され，代わりに α 線などの荷電粒子を放出する非弾性原子核反応を利用する BF$_3$ ガスや ^{3}He ガスが使用される．

c. GM 計数管

印加電圧を，さらに 1,000 V 程度に上げると，電子なだれにより多数の 2 次電離が起きるだけでなく，気体の原子を多数励起する．これらもすぐさま脱励起を起こして可視光から紫外線領域の光子を同時に放出する．ここで，紫外線領域の光子はエネルギーが高いため，検出器内の物質（ガス，電極など）の中で光電効果を起こし，新たに自由電子が発生する．この電子が再びプラスの電極に向かって加速され電子なだれを起こし，さらなる電離が生じる．すなわち，放射線パルスは無限に増幅された一定の大きさのものとなり，放射線エネルギーの情報は失われるものの高い感度で放射線を計数できる．このような検出器を Geiger-Müller（GM）計数管と呼ぶ．

GM 管に使用するガスは，一般にガス増幅を誘発する一方で増幅を抑えるクエンチングガスが含まれた Q ガスが利用される．GM 管は感度が高いことから，ガスを密封（端窓型）することでサーベイメータとして広く利用されている．また，検出器内に放射線源を挿入し，ガスを常時流すことで α 線や β 線の測定を可能としたガスフロー型も使用されている．しかし，GM 管では，ある放射線パルスが発生した後，400 μ 秒程度の長い時間は次のパルスを測定できない（これを分解時間という）．そのため，高計数率の環境下では放射線の数え落としが発生するので注意が必要である．

B. 固体の電離を利用

図 2 に示すように，固体の電離を利用した検出器では，p 型半導体と n 型半導体を接合したもの（pn 接合）を利用する．半導体検出器がこれに相当する．n 型半導体および p 型半導体は，それぞれ電子が過剰，もしくは電子が足りない状態で安定な物質である．これらを図のように接合して逆バイアスの電圧をかけると，その境界付近において電気的に中性の空乏層が形成され，この空乏層が放射線検出器となる．

空乏層内を荷電粒子（図2では光電効果で発

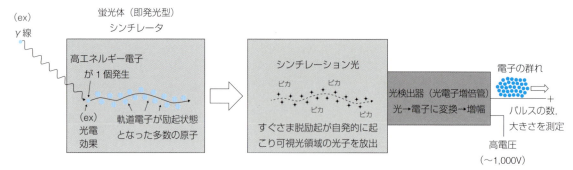

図3　励起からの発光を利用（即発光型：シンチレーション光）

生した高エネルギー電子）が通過すると，空乏層中の固体の原子を電離し，帯電体に上がり自由となった電子と電子の穴（正孔）の対（電子正孔対）が次々に生成される．これらの電子と正孔は半導体内を移動可能であるので，それぞれの電極に移動することで放射線パルスが生成される．ここで，荷電粒子が電子正孔対を1つ作るのに必要なエネルギー（ε値）は3 eV程度である．これは，前述した気体のW値の10分の1程度であることから，大きなパルスが生成されることとなり，その結果，放射線の計数が可能となる．

半導体としてはGeやSiが使われる．中でも高純度Ge半導体検出器は，個々の放射線エネルギーを高い精度で測定することができ，γ線やX線のエネルギースペクトルの精密測定に利用される（ただし，冷却が必要）．最近，冷却を必要としないSi半導体検出器によるポケット線量計が利用され始めている．

C. 励起からの発光
（即発光型：シンチレーション光）を利用

放射線などを照射すると可視光領域の光を発する物質を総称して蛍光体と呼ぶ．蛍光体には，照射後に即発光（シンチレーション光）する即発光型のものと，外部刺激により後ほど発光（ルミネセンス光）させる蓄積型の2つのタイプがある．ここでは前者について説明する．

蛍光体（即発光型）内を荷電粒子（ここでは高エネルギー電子）が通過すると，物質中の軌道電子が多数励起される（図3）．これらは，すぐさま脱励起により元の軌道に戻り，その際に可視光領域の光が放出される．これをシンチレーション光と呼ぶ．この微弱な光は，光電子増倍管と呼ばれる光検出器を通して電子に変換・増幅が行われ放射線パルスが生成される．光電子増倍管の増幅率は一定なので，パルス波高はシンチレーション光の強度（すなわち蛍光体内を通過した荷電粒子のエネルギー）に比例する．

一般に，即発光型の蛍光体はシンチレータと呼ばれ，その化学組成により無機シンチレータと有機シンチレータに大別される（表2）．

無機シンチレータは結晶シンチレータとも呼ばれる．代表的な無機シンチレータであるNaI（Tl）やCsI（Tl）は，主にγ線測定に利用される．Tlは増感剤として混入してある．NaI（Tl）は発光量が多く，最も利用されているが，潮解性があり容器で密封する必要がある．CsI（Tl）は発光量が少ないものの，安価で取扱いが容易であり数多く利用されている．また，特殊なものとして，ZnS（Ag）は粉末状のため飛程の短いα線測定に利用され，^{6}LiI（Eu）は中性子が^{6}Li原子核に吸収されてα線を放出する非弾性原子核反応を利用することで中性子測定に利用される．

一方，有機シンチレータはパルスの減衰時間が短いため高計数率の環境下で測定が可能である．中でも液体シンチレータは試料を液体に溶かし込んで測定することができるので，飛程の短いα線やβ線（とりわけ^{3}H，^{14}Cからの低エネルギーβ線）の測定に利用される．

表2 シンチレータの分類

種類	名称	密度 (g/cm³)	発光量 (相対値)	パルス減衰時間 (μs)	測定対象となる主な線源	特徴
無機シンチレータ	NaI (Tl)	3.7	100	0.23	γ	明るい,潮解性
	CsI (Tl)	4.5	45	1	γ	取扱いが容易,安価
	BGO	7.1	8	0.3	γ	高密度,PET装置
	ZnS (Ag)	4.1	95	0.2	α	粉末のため膜状で使用
	LiI (Eu)	4.1	35	1.4	中性子	⁶Li (n, α) ³H反応を利用
有機シンチレータ	アントラセン	1.25	35	<0.03	α, β	昇華性
	プラスチックシンチレータ	1.0	25	<0.01	α, β, γ, 中性子	高計数率可,加工が容易
	液体シンチレータ	0.9	30	<0.01	α, 低エネルギーβ	³H, ¹⁴Cのβ線測定可

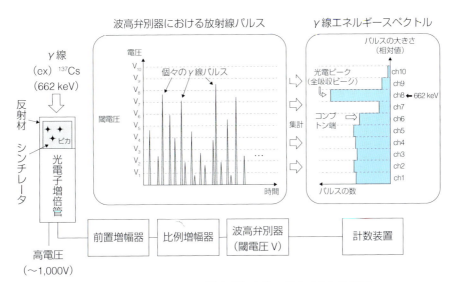

図4 シンチレーション検出器によるγ線スペクトル測定

a. シンチレーション検出器

NaI (Tl) などの無機シンチレータと光電子増倍管を組み合わせたものを,シンチレーション検出器と呼ぶ.シンチレーション検出器は,主にγ線の計数やエネルギースペクトル測定に用いられる.

図4は,シンチレーション検出器によるγ線スペクトル測定の模式図を表している.ここでは,例として¹³⁷Csからのγ線(エネルギー:662 keV)の測定の様子を示す.

γ線がシンチレータ内に入射すると,光電効果,コンプトン散乱,電子対生成などの相互作用を起こし,高エネルギー電子が発生する.この高エネルギー電子はシンチレータ内を1 mm程度進んでエネルギーを全部失うが,その飛跡に沿って励起された原子からの脱励起によりシンチレーション光が発生し,これを光電子増倍管で電気信号に変換することでパルスが生成される.

その後,パルスは整形・増幅後,波高弁別器にてパルス波高の測定が行われる.波高弁別器では,設定した閾電圧以上のパルスが入射すると論理パルスが1つ生成されるので,これを計数装置でカウントすることにより計数が可能となる.図4に示すように,もし波高弁別器を複数用いた場合には,パルス波高ごとのカウントが可能(すなわちγ線スペクトルの測定が可能)となる.

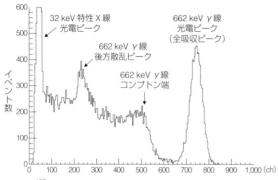

図5 ^{137}Csのγ線スペクトル〔CsI(Tl)シンチレータを使用〕

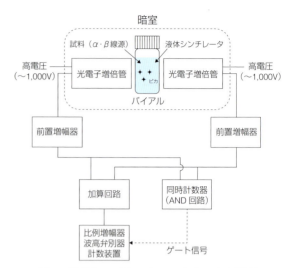

図6 液体シンチレーションカウンタの構成

　光電効果では，γ線エネルギーのすべてをシンチレータ内の1つの電子に与える．よって，図4の例のように662 keVのγ線が光電効果を起こして発生した高エネルギー電子のエネルギーは一定なのでパルスの波高はどれも同じ大きさとなり，スペクトルにおいてピークを形成する（光電ピーク）．このピーク位置（図中の相対値のch8）が662 keVのエネルギーに相当する．

　一方，コンプトン散乱では，エネルギーの一部を1つの電子に与えるが，その割合は様々であることから，結果として光電効果によるパルスより波高の小さい様々なパルスが生成される．特に，コンプトン散乱で発生した電子のエネルギーが最大のイベントは，スペクトル上においてコンプトン端として現れる．

　図4は，複数の波高弁別器により波高を10段階に分けて測定した例であり，γ線スペクトルは10段階〔10チャンネル（ch）〕となっている（実際の装置は1,000 ch程度が一般的）．CsI(Tl)シンチレータと光電子増倍管を用いて実際に測定された^{137}Csからのγ線スペクトルを図5に示す．

b. 液体シンチレーションカウンタ

　α線やβ線は飛程が短いため，前述のシンチレーション検出器では，シンチレータを取り囲む容器や反射材に遮蔽されてしまい測定が困難である．ただし，α線やβ線を放出する試料を液体シンチレータに溶かし込めば，シンチレーション光を効率よく発光させることができるので測定が実現する．このような装置を液体シンチレーションカウンタと呼ぶ．図6に模式図を示す．

　測定サンプルと液体シンチレータをバイアルに入れてよく混ぜてから暗室にセットする．すると，バイアル内でシンチレーション光による発光が観察される．ここで，β線は連続エネルギー分布を持っており低エネルギーに渡って弱い発光を示すイベントが数多く存在する．よって，これら弱い発光イベントを精度良く測定するために，光電子増倍管を2本使用してバイアルを挟み込むように測定すると，各光電子増倍管からは時間的に同時にパルスが発生する．そこで，液体シンチレーションカウンタの場合，同時計数器を用いて2つの光電子増倍管から時間的に同時にパルスが発生したかを監視することで，ノイズイベントの除去を行っている．

D. 励起からの発光（蓄積型：ルミネセンス光）を利用

　図7に示すように，蛍光体（蓄積型）内を荷電粒子（ここでは高エネルギー電子）が通過すると，物質中の軌道電子が多数励起され，捕獲中心（蛍光中心）と呼ばれる特殊な励起準位に電子がトラップされ準安定状態となる．その後，熱や光

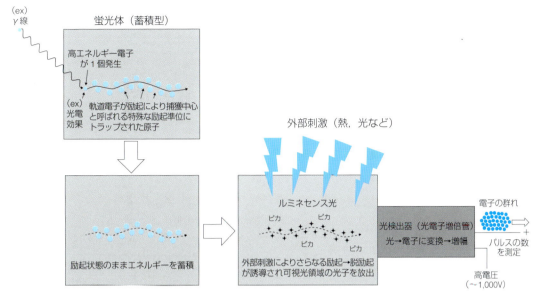

図7 励起からの発光を利用（蓄積型：ルミネセンス光）

により外部刺激を行うと，これらがさらに励起してすぐさま脱励起することにより可視光領域の光子を放出する．これを特にルミネセンス光と呼ぶ．このタイプの蛍光体は，放射線を照射後に時間をおいてから測定を行うことができるので，個人被ばく線量測定や環境放射線モニタリングなどの用途に利用されている．

また，測定後に高温加熱や高輝度の光照射を行うと，蛍光体内に残存するエネルギーがすべて解放・リセットされるので，再利用が可能である（アニーリング）．一方，照射してから測定までの間に微弱な熱や光の影響を受けて蓄積されたエネルギーが徐々に解放されることがある（フェーディング）．ルミネセンス光を利用した放射線検出原理には，以下に示す3つのタイプが存在する．

a. 熱ルミネセンスを利用

放射線を照射後，熱を加えることで熱ルミネセンス（thermoluminescence：TL）と呼ばれる光を放出する物質（Mg_2SiO_4, LiF, $CaSO_4$ など）がある．この蛍光体を利用した検出器を熱ルミネセンス線量計（TL detector：TLD）という．熱を加える際は，温度を一定の速度で400℃程度まで上昇させながら，微弱な発光強度の時間変化を光電子増倍管で測定する（グローカーブ）．グローカーブの面積が放射線により蓄えられたエネルギーに対応する．高温加熱処理でアニーリングを行えば再利用可能である．熱に弱くフェーディングが比較的大きい．

b. ラジオフォトルミネセンス（RPL）を利用

放射線を照射後，紫外線を照射するとラジオフォトルミネセンス（radiophotoluminescence：RPL）と呼ばれるオレンジ色の光を放出する物質（銀活性リン酸塩ガラス）がある．この蛍光体を利用した検出器を蛍光ガラス線量計という．熱ルミネセンス線量計と同様，高温加熱処理でアニーリングを行えば再利用可能である．フェーディングは年間1％以下で，極めて小さい．照射後24時間以内は紫外線を照射してもルミネセンス光が本来の発光よりも弱く過小評価となるため，24時間以上経過してからの測定が推奨される．一方，照射後に100℃で1度加熱（プレヒート）すると本来の発光が起きるようになるので照射後24時間以内でも原理的には測定が可能である．

c. 光刺激ルミネセンス（輝尽性発光）を利用

放射線を照射後，緑色の光を照射すると光刺激ルミネセンス（optically stimulated luminescence：

OSL，輝尽性発光）と呼ばれる青色の光を放出する物質（a-Al_2O_3，BaFBr など）がある．a-Al_2O_3 を個人被ばく線量計として利用したものを光刺激ルミネセンス（OSL）線量計と呼ぶ．一方，BaFBr は，Eu^{2+} をプラスチック面に塗布してレントゲンなどの2次元 X 線強度分布の測定に応用しイメージングプレートと呼ばれる．

両者ともに，アニーリングは高輝度の光照射で行う．OSL 線量計のフェーディングは小さいが，イメージングプレートのフェーディングは大きいので注意が必要である．

E. その他
a. 感光作用を利用

写真乳剤を放射線が通過すると感光作用によりハロゲン化銀が活性化し潜像ができる．これを現像処理すると金属銀に還元され分子数が増大し黒化した形で目に見えるようになる．この原理を2次元 X 線強度分布の撮影に応用したのが X 線フィルムである（現在はアナログ X 線フィルムよりもイメージングプレートの利用が多い）．また，原子核乾板（エマルションチェンバー）では，顕微鏡を使って個々の荷電粒子の飛跡を数えることで計数が可能である．

b. 化学線量計

放射線の照射により生じた化学反応（酸化・還元反応）で生成されたイオンを分光観測してスペクトルの吸収線を測定することで放射線量の推定を行う．フリッケ線量計は鉄の酸化，セリウム線量計はセリウムの還元を利用しており，大線量測定に適している．

c. 温度上昇を利用

放射線が物質に与えたエネルギーは，物質のすべての分子に等分配されると物質の温度がわずかに上昇する．この温度上昇から放射線量を推定する検出器をカロリメータと呼ぶ．従来のカロリメータは，水やグラファイトの温度上昇を測定するもので大線量向けである．一方，最新のマイクロカロリメータは，γ 線や X 線1個によるわずかな温度上昇の測定が可能（すなわち放射線の計数が可能）であり，さらにエネルギー分解能が高純

度 Ge 半導体検出器より優れているという特徴を持つ．

d. 飛跡を利用

前述の原子核乾板は，飛跡検出器としても分類される．この他に，CR-39 などの固体飛跡検出器では，特殊なプラスチックの板を荷電粒子が通過した際に生じる穴の飛跡を，化学薬品でエッチングしてエッチピットと呼ばれる大きな円錐形の痕跡を生じさせることにより，顕微鏡にて放射線の計数を行う．

2. 放射能の測定技術

ある試料において，毎秒100個の放射性同位元素が試料内で壊変しているとする．この時の放射能 A は，A = 100Bq である．ここで，この試料を放射線検出器で測定したところ，1秒当たりの計数 N が50カウントであったとする〔1秒当たりの計数は cps（count per second）で表すことができるので，N = 50cps である〕．すなわち，この放射線検出器は全体の50％を測定できたことになる．この割合を計数効率 η と呼ぶ（50％であれば η = 0.5 で表す）．以上を式で表すと以下のようになる．

100（Bq）× 0.5 = 50（cps）

一般に，放射能の測定では，以下の関係が成立する．

A（Bq）× η = N（cps）………………………（1）

実際には，測定から得られた値 N cps を計数効率 η で割ることで真の計数（すなわち放射能 A）を求めることになる．

計数効率 η は，検出器の種類，測定方法（線源との距離など），放射線の種類，放射線エネルギーなどにより様々な値となる．最も容易な方法は，事前に放射能が既知の同様の線源による測定で計数効率 η を導出しておき，同様の方法で試料の測定を行うことで放射能の推定が可能となる．これを相対測定法（または比較測定法）という．一方，放射能が既知の同様の線源がない場合に

は，幾何学的効率（放射線が検出器に入射する割合），検出器固有の効率，その他の複雑な種々の因子を考慮し導出した計数効率を用いて放射能の推定を行う．これを絶対測定法という．

放射能測定に用いる主な検出器を**表3**に示す．グリッド付きパルス電離箱は，特殊な電離箱であり α 線のパルス計測が可能である．端窓型GM計数管は，入射窓に黒雲母の薄い窓が付いているため，飛程の短い α 線や低エネルギー β 線の放射能測定が困難である．一方，ガスフロー型計数管（比例計数管，GM計数管）は，ガスの中に試料を直接入れるので，飛程の短い α 線や低エネルギー β 線の放射能測定が可能である．

3. 計数値の統計的取扱い

一般に，放射性壊変のようなランダムな確率過程に起因する現象により得られた計数（測定値）は，ポアソン分布に従う．ポアソン分布では，分布の広がりの目安となる標準偏差 σ は平均値 $\overline{m}$ の平方根で表すことができる．

$$\sigma = \sqrt{\overline{m}} \quad\cdots\cdots\cdots\cdots\cdots\cdots\cdots\cdots\cdots (2)$$

ポアソン分布は，計数が大きいと正規分布に近似でき，実際のところ計数が30カウント程度以上であれば正規分布と考えてよい．すなわち，平均値 $\overline{m}$ に対して $\pm 1\sigma$ の範囲内に全体の68％が含まれることになる（誤差の目安）．一方で，もし1回の計測で m カウント得られた場合には，(2) 式に習い，その誤差を $\sqrt{m}$ で表せば，逆に $m \pm \sqrt{m}$ の範囲に真の平均値が68％の確率で含まれると考えてよい．そこで，$\sqrt{m}$ を計数 m の誤差

表3 放射能測定に利用される主な放射線検出器

放射線の種類	名称
α 線	液体シンチレータ，ZnS シンチレータ，ガスフロー型計数管（比例計数管，GM 計数管），グリッド付きパルス電離箱
β 線	液体シンチレータ，端窓型 GM 計数管，ガスフロー型計数管（比例計数管，GM 計数管）
γ 線	NaI（TI）シンチレータ，CsI（TI）シンチレータ，高純度 Ge 半導体検出器，電離箱

と定義する．実際の放射線計測における計数値の誤差の扱いで重要な3パターンを以下で説明する．
①試料を測定したところ m カウントを得た．この時，計数とその誤差は，

$$m + \sqrt{m} \quad \text{カウント} \quad\cdots\cdots\cdots\cdots\cdots\cdots (3)$$

で与えられる．例えば，100カウントを得た時，計数とその誤差は，

$$100 \pm \sqrt{100} = 100 \pm 10 \quad \text{カウント}$$

となる．ここで，計数に対する誤差の割合を％で表すと，

$$\frac{10}{100} \times 100 = 10\%$$

となる．これを相対誤差〔誤差／計数×100（％）〕という．
②試料を測定したところ t 分で m カウントを得た．この時，1分当たりの計数〔すなわち計数率 cpm（count per minute）〕とその誤差は，

$$\frac{m}{t} \pm \frac{\sqrt{m}}{t} \quad\cdots\cdots\cdots\cdots\cdots\cdots\cdots\cdots\cdots (4)$$

で与えられる．例えば，10分で1,000カウントを得た時，計数率（cpm）とその誤差は，

$$\frac{1000}{10} \pm \frac{\sqrt{1000}}{10} = 100 \pm 3.2\cdots \text{(cpm)}$$

となり，相対誤差で表すと $3.2/100 \times 100 = 3.2\%$ となる．①の例と比較すると，測定時間が長い（測定量が多い）と誤差が小さくなっているのがわかる．
③バックグラウンドの計数を含む環境下で試料を測定したところ t 分で m カウントを得た．一方，バックグラウンドのみの測定では t_b 分で m_b カウントであった．この時，バックグラウンドを差し引いた真の計数率（正味の計数率）（cpm）とその誤差は，

$$\frac{m}{t} - \frac{m_b}{t_b} \pm \sqrt{\frac{m}{t^2} + \frac{m_b}{t_b^2}} \quad\cdots\cdots\cdots\cdots\cdots\cdots (5)$$

で与えられる．例えば，試料は10分で1,200カウント，バックグラウンドは20分で400カウントであった時，計数率（cpm）とその誤差は，

$$\frac{1200}{10} - \frac{400}{20} \pm \sqrt{\frac{1200}{10^2} + \frac{400}{20^2}} = 100 \pm 3.6\cdots \text{（cpm）}$$

となり，相対誤差で表すと 3.6/100 × 100 = 3.6% となる．②の例と比較すると，試料の測定にバックグラウンドが含まれている場合には，計数率が同じでも誤差が大きくなるのが分かる．ちなみに，式（5）で $m_b = 0$ とすると式（4）に一致する．

（村石　浩）

チェックリスト

□放射線測定機器の測定原理の概要を説明せよ．

□シンチレーション検出器によるγ線スペクトル測定原理を説明せよ．

□液体シンチレーションカウンタで計測できる放射線の種類を説明せよ．

□放射能と計測値の関係（計数効率）を説明せよ．

□計数値の統計的扱いを説明せよ．

Ⅱ 放射能・放射線の測定

2 放射線測定機器

1. 試料測定用機器

　放射性医薬品を体に投与した後の血液や尿などの試料中の放射能を測定したり，投与せずに採取した試料を放射性同位元素で標識した試薬と抗原抗体反応などの生化学反応を行った上で放射能を測定することにより，生体の機能や生体成分中の微量物質量を測定するための機器である．

A. ウェル型 NaI（Tl）シンチレーションカウンタ

　図1に示すように，直径数 cm の円柱型 NaI（Tl）シンチレータの上部中央に井戸（ウェル；well）型の穴として，深さ10〜15 cm 程度，直径2 cm 程度の空洞があり，その中に光子を放出する試料を試験管などに入れて測定する．試料の上部（挿入口）以外の方向に検出器があるため，幾何学的効率に優れている．感度が高いため，低放射能の試料も効率良く測定可能であるが，放射能の高い試料では数え落としによって測定値が真値より低くなることがある．また，試料を入れる試験管などの容器の材質やその壁厚によって計数率が変化し，試料の量にも影響するので注意を要する．

　試料測定の臨床検査に最もよく利用される放射性同位元素は ^{125}I で，多数の試料を計測するため

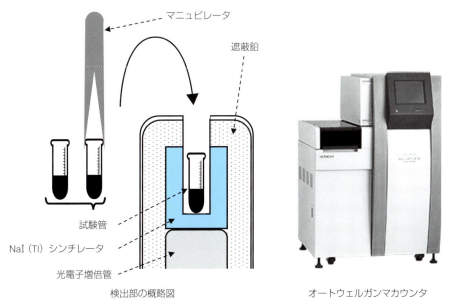

図1　ウェル型シンチレーションカウンタの模式図とオートウェルガンマカウンタの外観
マニュピレータで多数の試料を自動で測定する．

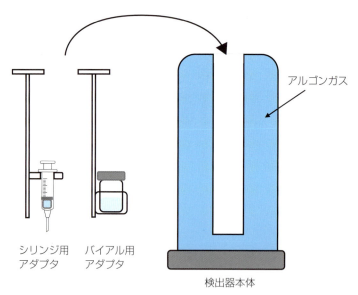

図2 ドーズ・キャリブレータの模式図

に，試料のウェル部への移動と測定を連続して自動で行うことができるオートウェルガンマカウンタなどが利用されている．

B. 液体シンチレーションカウンタ

主に ^3H や ^{14}C といった低エネルギー β 線を放出する放射性同位元素を含む試料の測定に用いられる．これらの低エネルギー β 線は検出器まで到達できるほどのエネルギーはなく，試料中でエネルギーを失ってしまう．そこで，試料そのものに，シンチカクテルという液体状のシンチレータを混在させることで，試料中で直接蛍光を発光させる．この蛍光を光電子増倍管で光電子に変換・増幅して信号を得る．透明のガラスまたはプラスチック容器に試料とシンチカクテルを混在させ，多数の試料を自動的に測定できる機種が多い．試料が着色していると蛍光の効率が劣る（クエンチング）ので，補正のために ^{137}Cs などの密封線源を搭載しているものがある．

C. ドーズ・キャリブレータ（キュリーメータ）

バイアルや注射器などに入った放射性医薬品の放射能を計測するために用いられる．対象とする放射線はガンマ線などの光子が主であるが，近年の装置は放射線内用療法に用いられる高エネルギー β 線放出核種の ^{89}Sr や ^{90}Y も測定できるタイプがある．概略図を図2に示す．アルゴンガス封入のウェル型電離箱で，核種に依存するが，^{99m}Tc ならば 0.01 MBq〜100 GBq と非常に測定範囲が広範囲である．ある機種のウェル部は直径約 5 cm，深さ約 30 cm となっている．試料の位置により幾何学的効率の差が生じるため，バイアル用，シリンジ用などの専用ホルダーがあり，それに容器を保持させてウェル部に挿入する．

2. 体外測定用機器

目的に応じた放射性医薬品を体内に投与し，放出される光子を体外から測定する装置である．目的臓器だけではなく，全身像や断層像を得ることができる．さらには，他のモダリティの画像と融合させ，機能と形態を一致させた画像も提供できる．

A. シンチレーションカメラ（ガンマカメラ）

Anger によって開発された大口径の視野を持った装置で，Anger 型カメラ，シンチレーションカ

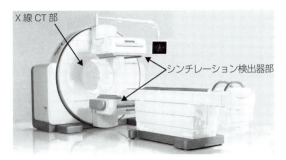

図3 2検出器型シンチレーションカメラ
X線CT装置と一体化の装置でSPECT/CTと呼ばれる.形態画像と機能画像の融合画像が得られる.

メラ,ガンマカメラなどと呼ばれる.機種によって異なるが,大型のものでは 35×50 cm^2 程度の視野を持つ単一NaI（Tl）シンチレータ結晶を検出器として,体内から放出される光子を2次元分布画像（シンチグラム）として得ることができる.近年主流の装置の検出器は2検出器型が多い.検出器の角度を変えることができ,用途に応じて様々な検査に対応できる.図3は,シンチレーションカメラの1例である.カメラと並列してX線CT装置が一体化され,2つの画像を入手でき,それらを用いた様々な処理がなされ,有益な医療画像情報を提供する.図4は,シンチレーションカメラの構造図である.被検体から放出される光子は,四方八方に放出されるため,検出器への方向性を絞り込むため,鉛でできたコリメータの孔を通過させ,決まった方向からの光子だけを検出器に到達させる.図5は,コリメータの拡大図である.鉛の壁と六角形の孔で構成されており,孔を通過できた光子だけが検出器に到達する.図6のようにコリメータの形状も目的に応じて様々であるが,近年では平行多孔型がほとんどで,一部でファンビーム型とピンホール型が利用される.光子エネルギーによって鉛壁の厚さも変化するため,重量は数十kgから100 kg以上のものまであり,落下事故などがあれば重篤な事故になる可能性がある.コリメータを通過し,NaI（Tl）シンチレータに到達した光子は相互作用によって蛍光を発する.光は光電子増倍管の光電面で光電子を発生させ,増幅されて電気信号を得る.さらに前置増幅器で信号を高め,A/D変換機でデジタル信号に変わる.加算回路で信号を集め,位置演算回路で蛍光の場所を計算するとともに,波高分析器で目的の光子だけを測定し,これらを統合した測定値として画像を得る.以前は画像をフィルムやハードコピー機を用いて紙媒体として出力していたが,近年ではペーパーレス化が進み,データはすべて画像サーバーに保管され,画像はモニタを通して観察する.

NaI（Tl）シンチレータの厚さは1/8〜8/8 inch（約0.3〜2.5 cm）で,主流は3/8〜5/8 inch（約1.0〜1.6 cm）である.衝撃に弱いため,コリメータの交換時には注意を要する.また,潮解性があるため,アクリルなどの容器に密閉されている.さらに,急激な温度変化により破損することがあるので,±3℃/時以下の温度変化に保たれるように検査室の空調が必要である.

データの収集方法として,カメラ面を目的部位に固定して一定時間データを加算する静態収集,時間軸に沿って連続収集する動態収集,頭部から足先まで検出器を移動させながら全身のデータを収集する全身収集,検出器を被検体の周辺を回転させながらデータを収集し,コンピュータで断層像を得るsingle photon emission computed tomography（SPECT）などがあり,これらを組み合わせてデータを得る.

B. 半導体式カメラ

NaI（Tl）検出器は,光を電気信号に変換するが,それに代わって,CdTeやCdZnTeなどの半導体素子を使った装置を半導体カメラと呼ぶ.NaI（Tl）検出器では光のアナログ信号をデジタル信号にA/D変換するが,半導体ではA/D変換が必要でなく,得られる信号がそのままデジタル信号となる.光は広がりを持つため,分解能がやや劣るが,半導体にはそれがないために,分解能の優れた画像を得ることができる.また,検出効率が良く感度も高いため,少ない放射線量や短時間で検査を行うことができる.半導体検出器とピンホールコリメータの組み合わせにより,図7

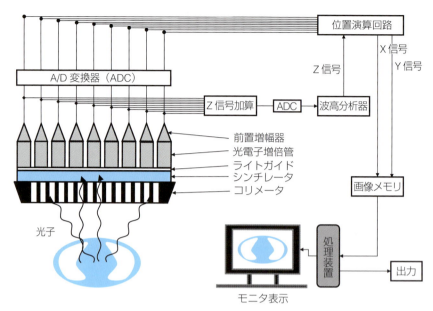

図4 シンチレーションカメラの構造図

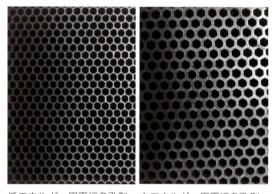

低エネルギー用平行多孔型　中エネルギー用平行多孔型

図5 コリメータの孔の部分の拡大図

放射性同位元素のエネルギーによって隔壁の厚みや穴の大きさが異なる．左は低エネルギー（～160 keV）用，右は中エネルギー（160～300 keV）用である．

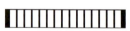

A．平行多孔型コリメータ　　B．ピンホールコリメータ
　（パラレルホールコリメータ）

C．コンバージングコリメータ　D．ダイバージングコリメータ
　（ファンビームコリメータ）

図6 主なコリメータの形状

のようなコンパクトな心臓専用装置が市販されている．NaI（Tl）と異なり，大口径の単一結晶を作ることは難しく，大視野を持った装置はまだ市販されていないが，将来は半導体検出器が，大視野 NaI（Tl）検出器にとって代わるかもしれないと予想される．

C．PET 装置

　β^+ 壊変する放射性核種は，$p^+ \rightarrow n + e^+ + \nu$ の式に従い，陽電子（e^+）を放出する．e^+は，非常に不安定で，運動エネルギーを失う瞬間，近傍の陰電子（e^-）と結合し，同時にほぼ180度方向に2本の消滅光子を放出して消滅する（図8）．反対方向に出る光子を同時に測定することで，断層像を得る装置を positron emission tomography（PET）装置という．外観は図9左のように，X 線 CT と同じように見えるが，現在の装置は後述するように，X 線 CT 装置のほか，MRI 装置が並列された一体型装置（図9右）が主流である．

34

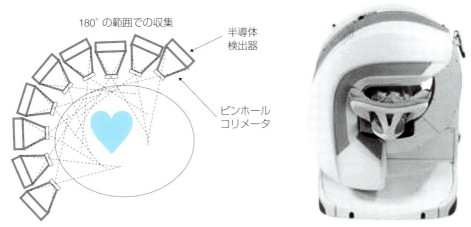

図7 半導体式カメラ（半導体 SPECT 装置）
検出器が L 字型に配置され，心臓近傍のデータだけを収集する．

わが国では保険の関係で使用される放射性医薬品のほとんどが ^{18}F-FDG（fluorodeoxyglucose）である．^{18}F-FDG は糖に ^{18}F を標識した化学型をしており，糖代謝の盛んな部位に集積するため，腫瘍検査に利用されている．

D. SPECT/CT，PET/CT，PET/MR

核医学画像の特徴は形態より機能を画像化する特徴がある．しかし，X 線 CT や MRI の画像に比べて画像の分解能が劣る．図3 は，SPECT 装置と X 線 CT の一体型装置で，形態と機能画像の融合画像により，非常に見やすい画像を提供できる（81 頁，図1 参照）．

3. 放射線安全管理用機器

基準値以上の放射性同位元素を扱うには，規定の設備が整った管理区域で使用しなければならない．また管理区域は一定の状況下であるように常に監視し，放射線障害防止に努める必要がある．本項では，管理区域における放射線安全管理用機器について簡単に説明する．

A. 表面汚染

非密封放射性同位元素を使用する区域（以下，管理区域）では放射性同位元素による汚染が起き

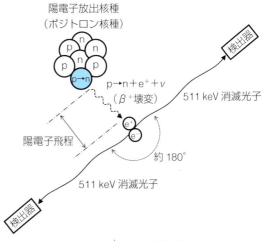

図8 β^+ 壊変する仕組み
p：陽子，n：中性子，e$^+$：陽電子，e$^-$：陰電子，ν：ニュートリノ

やすい．汚染は人為的なミスだけでなく，患者からの尿などの排泄物の飛散も含まれるため，常に汚染しているという考えを持つべきである．汚染状況の放射能は未知であるため，定期的および適時，作業台，診療台，注射台，床，トイレなどの汚染状況を調べる．

表面汚染の測定には 2 つの方法がある．1 つは Geiger-Müller（GM）サーベイメータによる表

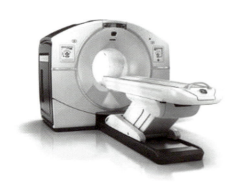
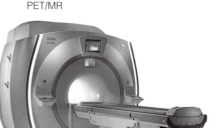

図9 PET/CT 装置と PET/MR 装置の外観

面サーベイ法で，もう1つはスミア法である．図10は，GM サーベイメータの例である．目的場所の表面に検出面が付かないように，かつゆっくりと GM 管を動かしてサーベイする．このとき，検出器にはビニール製などのカバーを被せるとよい．病院などで行われるスミア法は，スミア濾紙を用いて目的部位を外側から内側に拭き取り，拭き取った濾紙をウェル型シンチレーションカウンタなどで測定し，汚染の有無を確認する方法である．

作業者が管理区域を出る前には，作業者自身に汚染がないか確認しなければならない．この検査に使われるのがハンドフットクローズモニタである．作業者は装置に履物のまま乗り，手を所定の場所に入れるとスイッチが入り，GM 計数管で手足汚染の有無を測定する．また，衣服の汚染については付属されている GM サーベイメータでスキャンする．

B. 空間線量

X 線などと異なり，放射性同位元素は常に放射線を放出している．したがって，管理区域などの作業空間の線量を空間線量と呼び，その測定は被ばく低減の観点からも重要である．作業者の被ばくには，外部被ばくと内部被ばくがあり，両方を考慮した測定をしなければならない．外部被ばくに対する線量測定はエアコンのような形状をしたエリアモニタと呼ばれる壁付けの装置を用いる．主に γ 線などの光子を対象としているが，エリアモニタは後述の中央監視装置につながっており，異常な線量を検出するとブザーなどで警報を発する．

内部被ばく用にはダストサンプラという装置を用いる．図11は，ダストサンプラの概略図である．ポンプで一定流量の空気を吸い込み，専用のフィルタにその空気を通す．一定時間運転させた後，そのフィルタの放射能を測定する．これらも管理区域の維持管理のために定期的に測定しなければならない．

C. 排気・排水

管理区域内は放射性同位元素の区域外への漏出を防ぐため，使用中は常に陰圧にしなければならない．陰圧には管理区域内の空気を排気するが，必ずフィルタを通して外部に排出する．フィルタにはプレフィルタ，HEPA フィルタ，チャコールフィルタがあり，これらのフィルタを通過した空気を GM カウンタでモニタリングしながら外部排気する．異常値が検出されればブザーなどで警報を発するなどの処置が必要になる．

管理区域内から出る排水は，専用のタンクで一時的に保管しなければならない．タンクには，貯留槽と希釈槽があり，これらは互いにパイプで接続されていて，排水の移動が可能である．排水は

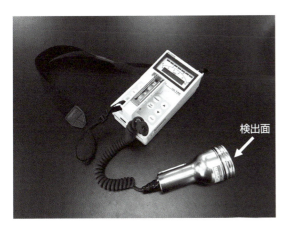

図10 GMサーベイメータの外観
検出器は本体から取り外して使用する.

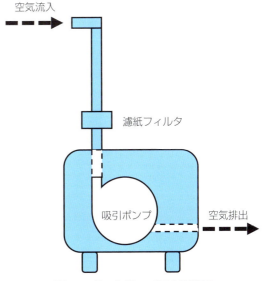

図11 ダストサンプラの概略図
ポンプで一定の流量で空気を引くことができる. 濾紙フィルタは毎回交換して使用する.

貯留槽に溜められ，排水時には希釈槽に移され，基準値以下になるように希釈されたのを確認して下水に排水される．排水も，排気同様にモニタリングされている．

D. 中央監視装置

前述のエリアモニタ，排気および排水のモニタリングを集中して管理する装置を中央監視装置という．近年ではそれ以外にも安全管理のため様々なモニタリングを行っている．例えば，登録された作業者の管理区域の入退出は認証機器などと接続され，完全に管理できる．また，ハンドフットクローズモニタにも接続することが可能で，作業者に汚染検査をパスしないと退出できないようにすることもできる．

これらの一連の管理は法令により定められており，中央監視装置をうまく使うことで，管理区域の維持管理の助けにもなるし，安全も担保できる．

（山本智朗）

チェックリスト

□オートウェルガンマカウンタとドーズ・キャリブレータの違いを説明せよ．
□シンチレーションカメラの基本構造を説明せよ．
□PET装置の測定原理を説明せよ．
□SPECT装置とPET装置の違いを説明せよ．
□放射線安全管理に必要な放射線測定機器の概要を説明せよ．

演 習 問 題 （正解と解説は 123 頁）

以下の文中の**誤っているところ**に下線を引き，正しく直しなさい．

a NaI（Tl）シンチレーション検出器を使って ^{131}I からの γ 線（365 keV）のスペクトルを測定した時，コンプトン端のチャンネル数が入射 γ 線のエネルギーに相当する．

b ^{3}H や ^{14}C などの低エネルギー β 線放出核種は，NaI（Tl）シンチレーション検出器で測定する．

c GM 計数管で試料の測定を行ったところ，5 分で 2,400 カウントを得た．一方，バックグラウンドは 10 分で 400 カウントであった．この時，正味計数率（cpm）と誤差は 2,000 ± 45 cpm であり，相対誤差は 2.5 ％である．さらに，この検出器の計数効率 η を 0.01 とすると，試料の放射能 A は 44,000 Bq と推測される．

d 血液のサンプリングを行い，その放射能を測定するために，ガンマカメラを用いてイメージングを行い，その画像から放射能を求めた．

e PET/CT 検査は単一光子放出核種から放出される光子を計測するもので，^{18}F-FDG が最もよく使われ，血流を表す画像を提供する．X 線 CT 画像を融合させることで，血流分布の位置を明確にすることができる．

f 管理区域内の床の汚染箇所を調べるため，シンチレーションカウンタでサーベイした．ある箇所で高い線量が確認されたので，モップを使って広範囲に拭き取り，除染を行った．

III 放射性同位元素の製造と放射性医薬品

1 放射性同位元素の製造

1. 原子炉を用いる方法

A. 核分裂反応（n, f）の利用（f: fission）

質量数の非常に大きい ^{235}U は，熱中性子を吸収して核分裂反応を起こし，さらに発生する中性子が連鎖反応を起こす．最終的に質量数 90〜100，130〜140 付近の核種が高収率で得られる．収率ピークに近い ^{99}Mo，^{131}I の製造に適するが，同時に多数の核分裂生成物が得られるため，目的核種の分離・精製と純度の検定が必要となる．

B. 核反応（n, γ）の利用

（n, γ）反応で，安定核種のターゲットに熱中性子を照射する．^{99}Mo-^{99m}Tc ジェネレータに用いる ^{99}Mo は ^{98}Mo（n, γ）^{99}Mo の反応を利用することで得ることができる．放射性化合物の単位質量当たりの放射能を，比放射能と定義されるが，この（n, γ）反応ではターゲットと生成核は同位体の関係なので分離が難しく比放射能は低い．一方，（n, f）反応は分離・精製過程は複雑であるが，比放射能の高い核種の製造が可能である．

2. 粒子加速器を用いる方法

図1に，サイクロトロンの構造を示した．一様な強磁場の中に2個の半円型（D型）の電極を置き，真空中で両電極間に高周波電圧を与え，中心部に荷電粒子を発生させると，粒子は円運動を描き進行し螺旋軌道を加速する．それをターゲットに照射し核反応を起こさせる．サイクロトロンは，医療用放射性薬剤の生産のため小型化され普及している．これらの荷電粒子の加速には，AVF

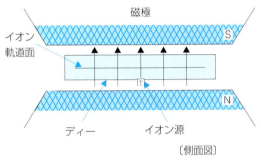

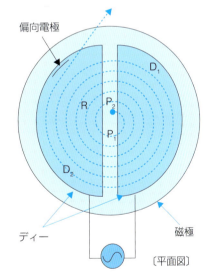

図1　サイクロトロンの構造

柴田徳思編著：放射線概論―第1種放射線試験受験用テキスト 第9版, p.84, 通商産業研究社, 2015 より引用

サイクロトロンが使われる．磁極構造と荷電粒子の回転軌道を図2に示した．サイクロトロンの半径が大きくなるにつれて磁場を強くし，また回転軌道面に垂直な方向に変化する磁場（azimutha-

39

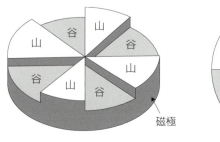
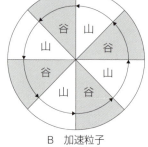

A 磁極構造　　　　　　B 加速粒子

図2　AVFサイクロトロンの磁極構造と加速粒子の回転軌道
河内清光：医学物理 33: 152, 154, 2013 より引用改変

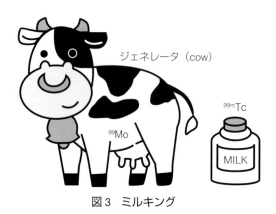

図3　ミルキング

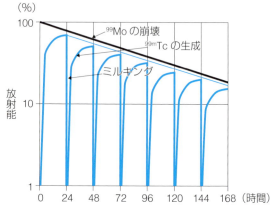

図4　^{99}Mo崩壊と^{99m}Tc生成曲線
ウルトラテクネカウ® インタビューフォーム，p.3，富士フイルムRIファーマ，2015年7月より引用

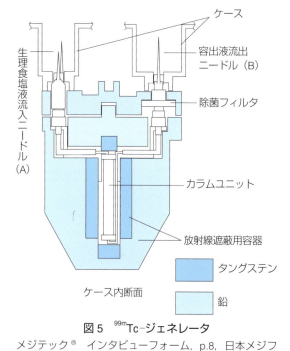

図5　^{99m}Tc-ジェネレータ
メジテック® インタビューフォーム，p.8，日本メジフィジックス，2010年8月より引用

lly varying field: AVF）によりビームを収束，加速することから AVF サイクロトロンと呼ばれる．Single photon emission computed tomography（SPECT）用核種（^{67}Ga，^{111}In，^{123}I，^{201}Tl）や positron emission tomography（PET）用核種（^{11}C，^{13}N，^{15}O，^{18}F）などが AVF サイクロトロンにより製造される．製造された生成核種はターゲット物質の原子番号とは異なるので比放射能の高い核種を得ることが可能である．

3．ジェネレータを用いる方法

　親核種，娘核種，孫核種と一連の放射性壊変系列を作り，親核種の半減期が娘核種よりも長い場合，親核種の壊変率（すなわち娘核種の生成率）と娘核種の壊変率が一定の比率で釣り合い平衡状

態となる（10頁参照）．この平衡状態を利用し，娘核種を選択的に分離抽出するためにキット化された簡便な装置をジェネレータ（カウ：cow）と呼ぶ．また，一定時間が経過すると再び平衡状態に達し，再度繰り返して分離抽出が可能となる．この抽出操作は，乳牛より搾乳するのと似ているので，ミルキング（milking）と呼ばれる（図3，4）．現在，^{99m}Tc 製造のために過渡平衡を利用した ^{99}Mo（半減期：66時間）→ ^{99m}Tc（半減期：6時間）ジェネレータが広く用いられている．^{99m}Tc は化学反応性に富むため種々の標識化合物を調

製できる利点があるためである．実際には，吸着カラムにモリブデン酸ナトリウム塩（$Na^{99}MoO_4$）を吸着させ放射平衡に達した後，生理食塩水を用いて娘核種を溶出させ，過テクネチウム酸ナトリウム（$Na^{99m}TcO_4$）を得る（図5）．

（石井和夫）

チェックリスト

□放射性同位元素の製造に用いる設備，機器を2つあげよ．
□ ^{99}Mo–^{99m}Tc ジェネレータによる放射性同位元素の製造法について説明せよ．

Ⅲ 放射性同位元素の製造と放射性医薬品

2　放射性医薬品の定義と特徴

　放射性医薬品とは，放射線を放出する非密封放射性同位元素と，その標識化合物およびそれらの製剤を示し，疾病の診断，治療を目的として用いられる医薬品をいう．診断用は用途により体内（*in vivo*）診断用医薬品，および体外（*in vitro*）診断用医薬品に分類される．また治療目的の治療用放射性医薬品もある．

1. 体内（*in vivo*）診断用医薬品

　体内診断用医薬品は，被験者に直接，非密封放射性同位元素もしくはその標識化合物を投与するものである．生体内の特定の部位に集積した標識化合物などより放出される微量の放射線を測定する．一般の医薬品に比べ，その使用量は圧倒的に少ないため，薬理活性を示すことはなく，被験者に対して非侵襲的で負担が少ないのが大きな特徴である．例としてヨードアレルギーの患者にさえ，放射性ヨウ素（医薬品）を投与することが可能である．また，形態的構造変化を捉える X 線 CT や MRI とは異なり，臓器，組織の代謝，機能などの情報を得るために用いられるのが特徴である．一方，検査目的で投与された被験者の内部被ばくは可能な限り少ない方が望ましい．生体内に投与された放射性同位元素もしくは放射性同位元素標識化合物が代謝，排泄により半分になるまでの時間を生物学的半減期というが，同時に物理学的半減期によっても，原子数（放射能）は減衰して行く．この 2 つの半減期を考慮したものが有効半減期である．有効半減期は生体内の放射性核種が半分になるまでの時間を示しており，内部被ばくによる放射線防護の指標として用いられる．

有効半減期の長い放射性医薬品の投与量は少なくすることが必須である．次の関係式で表される．

$$\frac{1}{有効半減期}=\frac{1}{物理学的半減期}+\frac{1}{生物学的半減期}$$

A. シンチレーションカメラ用医薬品

　特定臓器の機能，あるいは動態機能により疾病の有無を知ることができる．この検査には，透過力が高く細胞毒性が小さい γ 線放出核種が用いられる．例として，甲状腺放射性ヨウ素摂取率に用いる $Na^{123}I$，尿路系動態機能検査レノグラフィ（renography）に用いる ^{99m}Tc-DTPA や ^{99m}Tc-MAG$_3$ などがある．

B. SPECT 用医薬品

　SPECT 用医薬品には単一光子，すなわち γ 線を放出する核種が用いられ，シンチレーションカメラを回転させるか，多数の検出器をリング状に並べてデータを収集し断層像を得るためのものである．非密封放射性同位元素と，その標識化合物として用いる核種に ^{99m}Tc，^{123}I，^{111}In，^{101}Th，^{68}Ga などがある．特に ^{99m}Tc は化学反応性に富み，多くの化合物を調製できる利点がある．また，γ 線（141 keV）しか放出されないこと，そのエネルギーは画像診断に適しているといわれる 100〜200 keV の間に入ること，物理学的半減期が約 6 時間で被検者の被ばくが少ないことなどの理由から多用される．

C. PET 用医薬品

　PET では，陽電子放出核種が用いられる．使

用される核種の特徴は，生体を構成する炭素，窒素，酸素とフッ素の放射性同位元素 ^{11}C（半減期：20分），^{13}N（半減期：10分），^{15}O（半減期：2分），^{18}F（半減期：110分）などである．これらの核種で標識した生体関連物質や神経伝達物質，そしてホルモンなどは特定の臓器に集積する．それゆえ，臓器，組織における代謝，機能などの生体内挙動を追跡することができる．例えば，グルコース2位の水酸基を ^{18}F で標識した $^{18}F-FDG$（fluorodeoxyglucose）は，グルコースと同等性が高いためにグルコーストランスポーター（glucose transporter：GLUT）によって細胞内に取り込まれるが，同位体効果により解糖系には入らずに細胞，組織内に貯留する．糖代謝が盛んな悪性腫瘍ではFDGが多く集積するため，腫瘍の良性，悪性の鑑別に使われる．

2. 体外（*in vitro*）診断用医薬品 （低エネルギーβ^-線，γ線放出核種）

　古くは，ホルモンなどの生体液中の微量成分を測定するための分析機器は，感度不足のために使用できなかった．しかしながら，放射性医薬品を用いた *in vitro* 検査は，血液，尿などの試料と試験管内で *in vitro* 用医薬品となる標識化合物を反応させ，試料中の微量成分を定量することができる検査である．1959年，BersonとYalowによって，放射性同位元素を感度良く検出できる性質と，抗原と抗体が特異的に反応する性質の2つを利用した放射免疫測定法（radioimmunoassay：RIA）が開発された．ホルモン類，ウイルス薬剤，酵素，腫瘍マーカーなどをRIAキットで簡単に測定できる．分析者の被ばくは少ない方がよいの

で，核種としては低エネルギーγ線放出核種あるいはβ^-線放出核種が望ましい．被験者に放射性核種を投与はしないので，*in vivo* 用と異なり物理的半減期は長くてもよい．低エネルギーγ線放出核種としては ^{125}I（35 keV）が最もよく用いられる．半減期が60日であるので，測定中の分析時間に関する放射能補正を行わなくてよい．また，^{125}I が多用される大きな理由は，蛋白質，ホルモンなどを標識しやすく比較的容易に標識化合物を合成することができるからである．測定はウェル型シンチレーションカウンタで測定する．また，β^-線放出核種としては ^3H（18 keV）や ^{14}C（156 keV）が用いられる．これらの低エネルギーβ^-線の測定には 4π 計測で計数効率が高い液体シンチレーションカウンタが用いられる．

3. 治療用医薬品

　治療用医薬品とは，治療を要する特定の標的組織に選択的に取り込まれ，その組織において多くの線量を与え治療することを目的とした放射性医薬品である．薬理作用はほとんどないものの，生物学的効果が大きい粒子線が使用されるため，患者の被ばくによる副作用は無視できない．例として，甲状腺機能亢進症や甲状腺癌の治療に用いる $Na^{131}I$，悪性腫瘍の骨転移巣の除痛効果を目的とした $^{89}SrCl_2$ などがある．

（石井和夫）

チェックリスト

□放射性医薬品とは何か説明せよ．
□体内および体外診断用医薬品の特徴を説明せよ．
□ PET用医薬品に用いられる核種をあげよ．

III 放射性同位元素の製造と放射性医薬品

3 放射性同位元素とその標識化合物の合成例

図1 蛋白質のヨウ素標識

＊クロラミンT，ヨードゲン，過酸化水素存在下でのラクトペルオキシダーゼなど

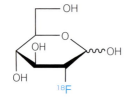

図2 PETで用いる ^{18}F-FDG

放射性医薬品は，使用目的によって，①無機標識化合物（$^{123}I^-$，$^{125}I^-$，^{131}I，$^{99m}TcO_4^-$，^3H_2O，$H_2^{15}O$，$^{14}CO_2$，$^{15}O_2$，$^{201}Tl^+$），②放射性ヨウ素（^{123}I，^{125}I，^{131}I）標識化合物やPET用標識化合物などの有機標識化合物（^{11}C，^{13}N，^{15}O，^{18}Fなどの標識化合物），③金属標識化合物（$^{99m}TcO_4^-$から生成されるイオン，コロイド，錯体など），そして④赤血球および血小板の標識化合物などに分類できる．合成例を以下に示す．

1. 合成例1

$Na^{125}I$ から生成する $^{125}I^-$ をクロラミンTなどの酸化剤を用いて酸化して得た $^{125}I^+$ を求電子試薬として，蛋白質のチロシン残基，ヒスチジン残基に直接放射性ヨウ素を導入することができる．また，Bolton-Hunter試薬と呼ばれる放射性ヨウ素で標識した活性エステルを用いれば，緩和な条件でリジンのアミノ残基と反応させ間接的に蛋白質の標識をすることもできる（図1）．

2. 合成例2

^{18}F は，水酸基と生物学的同等性を有するためグルコースの2位を ^{18}F で置き換えた ^{18}F-FDG（fluorodeoxyglucose）もグルコースと同等性が高いが全く同じではないために，ヘキソキナーゼで代謝された後には解糖系に入らず細胞，組織内に貯留する．特に糖代謝が亢進する悪性腫瘍などに集積する（図2）．

（石井和夫）

チェックリスト

□蛋白質への ^{125}I の標識方法を簡単に説明せよ．

III 放射性同位元素の製造と放射性医薬品

4　品質管理

　放射性医薬品の品質を保つため，日本薬局方および放射性医薬品基準に規格とその試験法が定められている．

1. 確認試験（定性的確認）
　放射性核種の定性的確認は，放射線のエネルギースペクトル，半減期などによって行う．

2. 純度試験（定量的確認）
A. 放射性核種の純度
　放射性核種の純度は，通常は γ スペクトロメータで定量する．全放射能に対する目的核種の放射能の比を百分率（％）で表す．

B. 放射化学的純度
　放射化学的純度（標識率）は，各種クロマトグラフィによりクロマトグラム上のスポットの検出と放射能の測定により求められる．すなわち，標識に使用する核種の全放射能に対する，目的とする化学形の放射能の比を百分率（％）で表す．

3. その他の規格試験
　無菌注射剤として，活性を失わない発熱性物質（pyrogen）の有無を判定するためのウサギ試験，エンドトキシンの有無を試験するカブトガニ赤血球試験（リムラステスト）などがある．特に脳脊髄投与放射性医薬品ではリムラステストが必要である．

〈石井和夫〉

チェックリスト
☐ 放射性医薬品の品質を管理するための純度の測定法をあげよ．

演 習 問 題 （正解と解説は 124 頁）

以下の文中の**誤っているところ**に下線を引き，正しく直しなさい．

a　SPECT に用いる放射性医薬品は β^- 線を放出する核種が多く用いられる．

b　^{125}I は γ 線放出核種で SPECT によく用いられる．

c　^{99m}Tc の娘核種は ^{99}Mo である．

d　RIA に最も多く用いられる核種は ^{3}H である．

e　PET に用いられる核種は半減期の長いものが多い．

放射性同位元素臨床検査の概要

　放射性同位元素（radioisotope：RI）を利用して診断や治療を行う医学が核医学である．しがたって，放射性同位元素を用いた検査は，一般には核医学（nuclear medicine）検査とも呼ばれる．

　診断に利用される放射性同位元素を用いた検査を測定方法から分類すると，試料測定法と体外測定法に大別される．試料測定法とは，患者の血液，尿，呼気などの試料（検体）を用いるもので，患者に放射性同位元素を投与せずに患者の試料を採取して試験管内で放射性医薬品と反応させて放射能測定をする *in vitro* 検査法と，患者に放射性医薬品を投与した後に患者の試料を採取してその試料中の放射能測定をする *in vivo* 検査法に大別される．一方，体外測定法は，患者に放射性医薬品を投与した後に体内から放出される放射線を体外から測定するもので，*in vivo* 検査法である．

　試料測定法のうちの *in vitro* 検査法は，放射性同位元素の高感度な性質を利用して，従来測定できなかった試料中のホルモン，ビタミン，腫瘍マーカーなどの微量物質を測定する臨床化学検査として発展してきた．特に高感度に検出できる放射性同位元素と，感度，特異性ともに優れた抗原抗体反応を組み合わせた放射免疫測定法（radioimmunoassay：RIA）は，今日の臨床化学検査を飛躍的に進歩，発展させた．しかし，放射性同位元素は人体に影響を及ぼすためその利用には特別の施設，設備を要することから，近年は，RIA の原理を改良，応用して，放射性同位元素を用いずに酵素，蛍光物質，化学発光物質などの新たな標識物質を用いた高感度測定法が開発されてきている．そこで本書では，近年開発されてきた放射性同位元素を用いない *in vitro* 検査法についても第Ⅳ章の3に記載することとした．

　また，試料測定法のうち，*in vivo* 検査法は，生体内の生理学的反応（代謝，合成など）を利用して経時的に患者試料を測定する検査で，血液細胞の寿命，体液量，代謝能や吸収能などの測定が行われているが，それらの頻度は低くなってきている．これらの試料測定法による *in vitro* 検査法，*in vivo* 検査法については第Ⅳ章に述べ，その概要の一覧を**表1**に示す．

　それに対して体外測定法による *in vivo* 検査法は，とりわけ近年はシングルフォトン（単一光子）断層像（single photon emission computed tomography：SPECT），ポジトロン断層像（positron emission tomography：PET）を用いる施設が増加して，この分野における進歩にはめざましいものがある．体外測定法を測定原理からみると，目的臓器の放射能分布像を測定するシンチグラフィや放射性同位元素イメージング検査，目的臓器への放射能摂取率を測定する検査，目的臓器からの放射能を経時的に測定する動態機能検査などがある．

　さらに，核医学は，検査のみならず，治療〔内照射治療（内用療法）〕においても重要な役割を果たしている．例えば，甲状腺機能亢進症および甲状腺癌に対する ^{131}I 内用療法，悪性腫瘍の骨転移による疼痛を緩和する ^{89}SrCl$_2$（塩化ストロンチウム）内用療法，CD20 抗原陽性の B 細胞性リンパ腫に対するモノクローナル抗体（イブリツモマブ）を利用した ^{90}Y 内用療法などがそれで，本書では，この内照射治療法（内用療法）についても第Ⅴ章の3に記載することとした．これらの体外測定法の検査と放射性同位元素内照射治療法については第Ⅴ章に述べ，その概要の一覧を**表2**に示す．

表1　試料測定法による放射性同位元素臨床検査

放射性同位元素を体内に投与しない試料測定法（*in vitro* 法）　　　第Ⅳ章の1		
測定原理	測定方法名	使用する放射性医薬品
競合反応を利用する方法	放射免疫測定法（radioimmunoassay：RIA）	^{125}I-抗原（測定物質）
	競合蛋白結合測定法（competitive protein binding assay：CPBA）	^{125}I-特異的結合物質（測定物質に結合する血中物質）
	放射受容体測定法（radioreceptor assay：RRA）	^{125}I-受容体（測定物質に結合する 受容体）
競合反応を利用しない方法	免疫放射定量測定法（immunoradiometric assay：IRMA）	サンドイッチ法など ^{125}I-抗体（測定物質に対する抗体）
	直接飽和分析法（direct saturation analysis：DSA）	T_3-摂取率測定（^{125}I-T_3）血清不飽和鉄結合能（UIBG）（^{59}Fe-クエン酸アンモニウム）
放射性同位元素を体内に投与する試料測定法（*in vivo* 法）　　　第Ⅳ章の2		
測定項目名		使用する放射性医薬品
鉄動態（フェロカイネティクス）検査 血漿鉄消失時間／血漿鉄交代率／赤血球鉄利用率		^{59}Fe-クエン酸アンモニウム鉄
赤血球寿命検査		$Na_2^{51}CrO_4$
血小板寿命		$Na_2^{51}CrO_4$
ビタミン B_{12} 吸収試験		^{58}Co-ビタミン B_{12}（シアノコバラミン），ヒト胃液結合 ^{57}Co-ビタミン B_{12}
血液量		^{131}I-HSA
脂肪吸収試験		^{131}I-トリオレイン，^{131}I-オレイン酸
蛋白漏出試験		^{131}I-PVP（ポリビニルピロリドン）
放射性同位元素を用いない試料測定法（*in vitro* 法）【RIA を改良，発展させた微量物質測定法】　第Ⅳ章の3		
測定方法名		標識物質
酵素免疫測定法（enzyme immunoassay：EIA）		放射性同位元素ではなく酵素を用いる．
均一系酵素免疫測定法（homogenous enzyme immunoassay：EMIT）		
蛍光偏光免疫測定法（fluorescent polarization immunoassay：FPIA）		放射性同位元素ではなく蛍光物質を用いる．
電気化学発光免疫測定法（electrochemiluminescent immunoassay：ECLIA）		放射性同位元素ではなく発光化学種（ルテニウム錯体など）を用いる．
luminescent oxygen channeling immunoassay（LOCI）		放射性同位元素ではなく励起ビーズ，化学発光ビーズを用いる．

表2　体外測定法による主な放射性同位元素臨床検査

体外測定法検査　　　　　　　　第Ⅴ章の2					
組織・臓器		検査名	放射性医薬品	投与法	備　考
脳神経系	脳	脳血流シンチグラフィ	^{123}I-IMP	静注	脳血管障害，認知症などの脳神経疾患の診断に利用される．脂溶性製剤で脳血液関門（BBB）を通過して局所脳血流に従い正常脳に分布し，長くとどまる．異常では欠損となる．
			^{99m}Tc-ECD	静注	BBB を通過して脳組織へ入り，エステラーゼの作用により水溶性化合物に代謝される．
			^{99m}Tc-HMPAO	静注	脂溶性製剤であり脳血流にのって運ばれ，BBB を超えて脳組織へ入り，さらに脳実質内へ取り込まれて長時間留まる．

脳神経系（つづき）	脳槽	脳脊髄腔シンチグラフィ（脳槽シンチグラフィ）	^{111}In–DTPA	腰椎穿刺	正常圧水頭症，低髄液圧症候群の診断に利用される．
	神経受容体	神経受容体シンチグラフィ	^{123}I–イオマゼニル（iomazenil）	静注	てんかんの焦点（病変）部位の検索に利用される．
	ドーパミントランスポーター	ドーパミントランスポーターシンチグラフィ	^{123}I–イオフルパン（ioflupane）	静注	Parkinson 症候群および Lewy 小体型認知症の診断に利用される．
	PET	脳血液量，脳血流，酸素摂取率，酸素消費量	^{15}O 標識ガス	吸入	
		脳血流測定	^{15}O 標識水	静注	
		脳腫瘍	^{18}F–FDG（フルオロデオキシグルコース）	静注	腫瘍診断，病期診断，悪性度診断
			^{11}C–メチオニン（methionine）	静注	腫瘍鑑別診断
内分泌系	甲状腺	甲状腺摂取率測定	^{123}I–NaI ^{131}I–NaI	経口	^{123}I は半減期が 13 時間，159 keV の γ 線を放出し被ばく線量は ^{131}I の約 1/50 である．^{131}I は半減期が 8 時間，γ 線，β 線を放出する．ヨードは甲状腺ホルモンの基剤として甲状腺正常組織に取り込まれる．^{131}I を 37MBq の経口投与後 3 時間，24 時間の摂取率を測定する．^{123}I，^{131}I の使用前にはヨード制限食必要．
		甲状腺シンチグラフィ	^{123}I–NaI ^{131}I–NaI	経口	^{123}I 投与後は 3 時間後にシンチグラフィが撮影される．^{131}I 投与後は 24 時間後～1 週間後にシンチグラフィが撮影される．^{99m}TcO$_4$$^-$ はヨード制限が必要ないので簡単に施行できるが生理的集積が多い．甲状腺癌，甲状腺機能亢進症の治療には ^{131}I が利用される．
			^{99m}TcO$_4$$^-$〔過テクネシウム酸，パーテクネテート（pertechnetate）〕	静注	
	副甲状腺	副甲状腺シンチグラフィ	^{99m}Tc–MIBI ^{99m}Tc（パーテクネテート） ^{201}TlCl（塩化タリウム：thallium chloride）	静注	副甲状腺腫では正常部より排泄が遅いので副甲状腺腫の局在診断に利用される．^{201}Tl–^{99m}Tc サブトラクション法（^{201}Tl 像と ^{99m}Tc 像の差分を見る方法）が従来行われていたが，煩雑なので最近では行われなくなった．
	副腎	副腎シンチグラフィ	皮質	^{131}I–アドステロール（adosterol）	腫瘍（原発性アルドステロン症，Cushing 症候群）の診断に利用される．^{131}I の長い半減期を利用して，注射後 7 日で撮影される．
			髄質	^{123}I–MIBG	褐色細胞腫，神経芽腫，カルチノイド，甲状腺髄様癌など神経関連腫瘍の診断に用いる．
呼吸器系	肺	肺血流シンチグラフィ	^{99m}Tc–MAA（大凝集アルブミン）	静注	平均径 8 μm の肺毛細血管へ塞栓を起こす粒子径（10～50 μm）をもつ．ただし，量的に極めて少量であるので副作用は全くない．肺塞栓症に非侵襲的で，簡単に早期診断が可能である（肺換気シンチやダイナミック CT と組み合わせて診断する）．
		肺換気シンチグラフィ	^{81m}Kr ガス ^{133}Xe ガス ^{99m}Tc ガス	吸入	血液に溶けにくい希ガスなので，吸入によって肺局所の換気がわかる．
循環器系	心・心筋	心筋血流シンチグラフィ	^{201}TlCl（塩化タリウム）	静注	^{201}Tl はカリウムに類似し，Na$^+$ – K$^+$ATPase pump で心筋細胞にとり込まれる．^{201}Tl は冠動脈を通るとき，その 80％は心筋にとり込まれる（血流がない場所にはとり込まれないので虚血性の疾患の部分は欠損になる）．再分布現象（狭心症では運動負荷時に欠損した部位に，安静時に集積がある）を認めるので 2 回シンチグラムを得る（負荷時と安静時）．
			^{99m}Tc–MIBI ^{99m}Tc–テトロホスミン（tetrofosmin）	静注	正常心筋にとり込まれるため心血流シンチに利用される．きれいな画像が得られるが，負荷心筋シンチグラフィを施行する場合再分布がないため，2 回投与する必要がある．

循環器系（つづき）	心・心筋（つづき）	心筋梗塞シンチグラフィ	^{99m}Tc-PYP（ピロリン酸）	静注	早期の心筋梗塞の部位に集積する．
		心筋脂肪酸代謝シンチグラフィ	^{123}I-BMIPP	静注	脂肪酸の代謝をみる．異常では低下する．
		心筋交感神経機能シンチグラフィ	^{123}I-MIBG	静注	MIBG は心筋交感神経機能製剤であり，ノルエピネフリンの類似物質である．体内ではノルエピネフリンと同じ動態を示す．心筋は交感神経に富み，異常では集積欠損となる．
		心プールシンチグラフィ	^{99m}Tc-HSA（ヒト血清アルブミン）	静注	心・大血管の形態，循環動態，心機能評価を行う．
	末梢血管	末梢血管シンチグラフィ	動脈系シンチグラフィ（RI アンギオグラフィ） ^{99m}TcO$_4^-$（パーテクネテート） ^{99m}Tc 標識赤血球	静注	
			静脈系シンチグラフィ（RI ベノグラフィ） ^{99m}Tc-MAA（大凝集アルブミン）	静注	
	PET	心筋血流の測定	^{13}N-アンモニア	静注	正常心筋にとり込まれることから ^{13}N-アンモニアが使われる．心臓の ^{13}N-アンモニア PET は 2012 年 4 月から保険診療の適用となった．
			^{18}F-FDG（フルオロデオキシグルコース）		手技が煩雑である．
			^{82}Rb		ジェネレータで製造される．
消化器系	肝	肝シンチグラフィ	^{99m}Tc-フチン酸 ^{99m}Tc-スズコロイド	静注	肝臓の形態を評価したり腫瘍の検索に用いられるが，最近はあまり行われない．
		肝受容体シンチグラフィ	^{99m}Tc-GSA	静注	肝の形態と機能の情報を同時に得られる．
	肝・胆道	肝・胆道シンチグラフィ	^{99m}Tc-PMT	静注	^{99m}Tc-PMT は肝細胞に取り込まれ，胆汁中に排泄される．
	唾液腺	唾液腺シンチグラフィ	^{99m}TcO$_4^-$（パーテクネテート）	静注	Sjögren 症候群などの診断に用いる．
	胃	異所性胃粘膜（メッケル憩室）シンチグラフィ	^{99m}TcO$_4^-$（パーテクネテート）	静注	異所性胃粘膜の検出に有効である．
	腸	消化管出血シンチグラフィ	^{99m}Tc-HSA（ヒト血清アルブミン）	静注	消化管出血の検出に使用される．消化管への蛋白漏出の程度が推測できるので蛋白漏出シンチグラフィにも利用される．
泌尿・生殖器系	腎	腎静態シンチグラフィ	^{99m}Tc-DMSA	静注	近位尿細管へ取り込まれ，尿中へは遅く出るために摂取率測定に有用である．
		腎動態シンチグラフィ（レノグラフィ）	^{99m}Tc-DTPA ^{99m}Tc-MAG$_3$	静注	糸球体で濾過され，尿中に排泄される．レノグラムを作成する．近年は ^{99m}Tc-MAG$_3$ がよく利用されるようになった．
造血・リンパ系	脾	脾シンチグラフィ	^{99m}Tc-フチン酸 ^{99m}Tc-スズコロイド ^{99m}Tc 標識赤血球	静注	脾臓の形態を評価したり脾病変の検索に用いられるが，最近はあまり行われない．
	骨髄	骨髄シンチグラフィ	^{111}InCl$_3$（塩化インジウム：indium chloride） ^{99m}Tc-スズコロイド	静注	造血系の画像化に利用され，多血症や骨髄線維症などの診断に用いる．
	リンパ	リンパ管シンチグラフィ	^{99m}Tc-HSA（ヒト血清アルブミン）	皮下注 皮内注	リンパ漏やリンパ浮腫の診断に有効の場合がある．
		センチネルリンパ節シンチグラフィ	^{99m}Tc-フチン酸 ^{99m}Tc-スズコロイド		センチネルリンパ節（所属リンパ節，見張りリンパ節）の検出に使用される．乳癌や皮膚癌で広く行われているが，他にも前立腺癌，消化器癌でも利用が広がっている．

骨・関節系	骨	骨シンチグラフィ	^{99m}Tc−MDP ^{99m}Tc−HMDP	静注	骨無機質（ハイドロキシアパタイト結晶）に吸着する．良性でも骨代謝亢進部位に集まる．最もよく行われる核医学検査で，転移性骨腫瘍，石灰化，骨折，骨髄炎，虫歯，変形性脊椎症などに集積する．
	関節	関節シンチグラフィ	^{99m}TcO$_4$$^-$ （パーテクネテート） ^{99m}Tc−HSA （ヒト血清アルブミン）	静注	関節の炎症を調べる．
腫瘍・炎症	腫瘍	腫瘍シンチグラフィ	^{67}Ga−citrate （クエン酸ガリウム）	静注	^{67}Ga−citrate は腫瘍に集積する．静注後血中のトランスフェリンと結合して腫瘍細胞まで運ばれ集積するが，投与 2〜3 日で検査する．腸管内に多く排泄されるので検査前に排便させた方がよい．悪性リンパ腫，肝癌，未分化甲状腺癌，肺癌などで陽性になる．Hodgkin 病では検出率 70％であるが，1 cm 以下のものは検出困難．非 Hodgkin 病は Hodgkin 病に比べて劣る．
			^{201}TlCl （塩化タリウム）	静注	^{201}Tl は腫瘍に入るため良性の副甲状腺腫，甲状腺癌や他の癌に集積する．^{201}Tl が集積しないと甲状腺腫瘍，肺腫瘍，骨腫瘍での悪性の可能性が低い．悪性病巣からの洗い出しは正常組織よりも遅いため，早期（10〜20 分）と後期（2〜3 時間）シンチの比較が良悪性の鑑別に有用である．
			^{111}In ペンテトレオチド（オクトレオスキャン$^®$, octreotide）	静注	神経内分泌腫瘍の診断におけるソマトスタチン受容体シンチグラフィ．
	PET	悪性腫瘍	^{18}F−FDG （フルオロデオキシグルコース）	静注	悪性腫瘍でのブドウ糖代謝の亢進を反映し，^{18}F−FDG が利用される．悪性腫瘍はほとんど陽性となり，鑑別診断，悪性度や治療効果判定に有用である．最近では特に癌の全身検索（検診）に利用されている．2010 年 4 月から ^{18}F−FDG−PET，^{18}F−FDG−PET/CT はすべての悪性腫瘍（早期胃癌を除く）が保険適用となった（他の検査，画像診断により病期診断，転移，再発の診断が確定できない患者）．
		脳腫瘍	^{11}C−メチオニン（methionine）	静注	主に脳腫瘍の鑑別診断に用いられている．
	炎症	炎症シンチグラフィ	^{67}Ga−citrate （クエン酸ガリウム）	静注	^{67}Ga−citrate は炎症に集積する．サルコイドーシス，肝膿瘍，珪肺症，肺炎，甲状腺炎などで陽性になる．

静注：静脈注射
BMIPP : β−methyl iodophenyl pentadecanoic acid
DMSA : dimercaptosuccinic acid
DTPA : diethylene triamine pentaacetic acid
ECD : ethyl cysteinate dimer
FDG : fruorodeoxyglucose
GSA : galactosyl human serum albumin
HMDP : hydroxymethylenediphosphonate
HMPAO : hexamethyl−propyleneamine oxime
HSA : human serum albumin
IMP : N−isopropyl−p−iodoamphetamine
MAA : macroaggregated human serum albumin
MAG$_3$: mercapto acetyl triglycine
MDP : methylenediphosphonate
MIBG : metaiodobenzylguanidine
MIBI : methoxy isobutyl isonitrile
OIH : orthoiodohippurate
PMT : pyridoxyl−5−methyl tryptophan
PYP : pyrophosphate

（表 2 つづき）

核　種	原　理	投与法	事例・備考
¹³¹I	甲状腺濾胞上皮に無機ヨードが取り込まれる性質を利用し，¹³¹I の β 線によって内照射治療が可能である．	経口	甲状腺機能亢進症： ¹³¹I は γ 線と β 線放出核種だが，このうち β 線（組織中では最大 2.2 mm しか飛ばない）を利用する． ¹³¹I を 370 MBq 前後投与し，投与後数週間で効き始めるが，十数年で機能低下をみることがある． 妊娠授乳中の女性は禁忌．胎盤・乳汁から子供に移行し，子供の甲状腺機能低下や奇形を起こす． 適応は以下の通りである． ・手術拒否または重症合併症のあるもの，心不全合併や肝腎機能不全を合併するもの，眼球突出症状のあるもの． ・抗甲状腺薬が無効例や副作用のため使用できない症例．
			甲状腺癌： 原発巣除去後（甲状腺全摘後）に施行する．甲状腺全摘後の甲状腺癌（乳糖状腺癌，濾胞状腺癌）の転移病巣は ¹³¹I を取り込む．投与量は甲状腺機能亢進症の 10〜20 倍の 3,700〜7,400 MBq を投与する．RI 特別病室に入室して治療し，放射能が一定の値以下に減衰するまで隔離する．
⁸⁹Sr	ストロンチウムはカルシウム系列なので性質が似ている．⁸⁹SrCl₂（塩化ストロンチウム）を静注すると骨に選択的に摂取され，⁸⁹Sr の β 線によって内照射治療する．	静注	骨転移による疼痛緩和治療に有用である．
⁹⁰Y	⁹⁰Y で標識した標的腫瘍細胞抗原に対するモノクローナル抗体を投与し，⁹⁰Yr が放出する β 線によって，標的腫瘍細胞を選択的に治療する．	静注	CD20 抗原陽性の B 細胞性リンパ腫： ⁹⁰Y でモノクローナル抗体（イブリツモマブ）を標識した放射性医薬品を投与し，腫瘍細胞を選択的に治療する．
²²³Ra	²²³RaCl₂（塩化ラジウム）を静注し，²²³Ra が放出する α 線によって骨転移巣を選択的に治療する．	静注	去勢抵抗性前立腺癌の骨転移に対する治療に用いる．

（加藤克彦）

⬡ **Ⅳ** 試料測定法による検査

1 アイソトープを体内に投与しない *in vitro* 検査法

インビトロ（*in vitro*），インビボ（*in vivo*）という用語は元々生化学や分子生物学の分野で行う実験の分類として用いられていたものである．*in vitro* とは「試験管内」を，*in vivo* とは「生体内」を意味し，前者は試験管の中で組織などを用いて行う実験を，後者は実験動物の生体内に直接薬物や物質を入れてその反応を観察する実験を指していた．

1950 年代から始まった放射性医薬品を用いた核医学検査には，試験管の中で微量物質の定量を行う体外診断用放射性医薬品を用いる検査と，患者に体内診断用放射性医薬品を投与する検査があり，こちらでも *in vitro* 検査，*in vivo* 検査という用語が用いられるようになった．

本項では，患者に放射性同位元素を投与することなく，患者から得られる血液，血清，尿などの検査材料を試料として，試験管の中で放射性同位元素をトレーサー（tracer）として利用した体外診断用放射性医薬品を用いて微量物質の測定を行う *in vitro* 検査法について概説する．

in vitro 検査法は，試料中の物質をナノグラム（ng；10^{-9}g/mL）からピコグラム（pg；10^{-12}g/mL）のレベルで，物質によっては，さらにそれ以下のレベルで測定可能で，感度・特異度ともに極めて高い測定法である．放射性同位元素を用いる分析法であることからラジオアッセイ（radioassay）とも呼ばれる．

in vitro 検査法は，測定の原理から，競合反応を利用する競合放射測定法（competitive radioassay）と競合反応を利用しない方法とに分けられる（**表1**）．

in vitro 検査法に最初に用いられた放射性同位元素は，^{131}I で，1957 年，Hamolsky らにより報告された ^{131}I 標識トリヨードサイロニン（T_3）赤血球摂取率という検査法であった．標識用の核種は間もなく ^{131}I から ^{125}I に代わり，多くの測定項目の開発が行われた．γ線を放出する核種である放射性ヨウ素の他には，β線放出核種である ^{14}C，^{3}H なども使われたが，^{125}I が最も繁用されている．

1. 競合放射測定法（競合反応を利用する方法）

競合放射測定法（competitive radioassay）とは，トレーサーとして放射性同位元素を用い，競合反応を反応原理として試料中の微量物質を定量

表1 アイソトープを体内に投与しない *in vitro* 検査法の分類

測定の原理	測定法
競合反応を利用する方法 　競合放射測定法 　（competitive radioassay）	放射免疫測定法（radioimmunoassay：RIA） 競合蛋白結合測定法（competitive protein binding assay：CPBA） 放射受容体測定法（radiorecepter assay：RRA）
競合反応を利用しない方法	免疫放射定量測定法（immunoradiometric assay：IRMA） 直接飽和分析法（direct saturation analysis：DSA）

53

する方法の総称である. radioligandassay, radiostereo-assay, competitive radioassay など, 様々な呼称があるが, 放射免疫測定法（radioimmunoassay：RIA）を開発した Berson（1918〜1972）と Yalow（1921〜2011）が提唱した競合放射測定法が最も一般的である.

競合反応とは, RIA を例にすると, 放射性同位元素で標識した標識抗原と試料中の測定したい物質である抗原（非標識抗原）が, これらと特異的に反応する抗体に対して競い合って結合する反応をいう.

競合放射測定法には, 競合の対象となる物質によって次のように分類される. すなわち, 対象となる物質が抗体の場合は RIA, 血液中の特異的結合蛋白の場合は競合蛋白結合測定法（competitive protein binding assay：CPBA）, 受容体（receptor）の場合は放射受容体測定法（radioreceptor assay：RRA）である.

A. 放射免疫測定法（RIA）

Berson と Yalow は, 糖尿病の研究の過程で血液中に産生されていたインスリン抗体を利用して血液中にはごく微量にしか存在しないホルモンであるインスリンを測定することに成功し報告した（Berson SA, Yalow RS. J Clin Invest 1959; 38: 1996-2016）. これが, 微量な物質でも検出が可能な放射性同位元素と免疫反応の特異性を組み合わせた超微量定量法である RIA の確立であった. この RIA の開発は, 多くの研究者の注目を集め, ペプチドホルモン, 非ペプチドホルモン, 腫瘍関連物質, 薬物, ウイルス関連抗原・抗体など, 多くの物質の測定に応用され, これらの物質の測定は飛躍的な発展を遂げた. この RIA の開発という功績に対し, 18 年後の 1977 年, ノーベル生理学・医学賞が授与された. しかし, Berson は 1972 年に死去しており, 受賞者は Yalow ただ 1 人であった.

RIA から発展した測定法も含め, 現在ラジオアッセイで測定できる物質の主なものを表2に示した. これらは体外診断用放射性医薬品として, 日本アイソトープ協会を通じて市販されており, 入手が可能である.

a. RIA が成立するための条件

RIA を行うには以下に示す条件が満たされる必要がある（表3）.

1）抗原が純粋な形で得られる

RIA が成立するためには, あらかじめ測定しようとする物質, すなわち抗原が純粋な形で得られることが最も重要な条件となる. RIA の開発当初はホルモンや他の血中微量物質は, そのほとんどが合成されるに至っていなかった. したがって, これら抗原となる物質を得るには, 臓器や血液などから抽出精製を行わなければならず, 純度の高いものを大量に得ることは非常に難しい状況であった. 現在では, 例えば, 蛋白質系の物質であれば, 純品として分離され, さらにそれらのアミノ酸配列が決定され, 化学合成されるといった具合で, 多くの物質が抗原として入手可能となっている.

純粋な形で得られた抗原は, まず標準物質として使用され, 次に放射性同位元素を標識するための抗原として利用される. また, 抗体を作製するための免疫用抗原としても用いられる.

2）抗体が得られる

抗体を産生することが可能であり, 得られた抗体はその抗原に対し特異的であり, しかも力価の高いものが望ましい.

3）抗原に放射性同位元素による標識が可能である

放射性同位元素を抗原に標識することができ, 比放射能の高いものが得られる必要がある. また, 標識の際に抗原性が失われないことも重要である.

4）抗体に対し, 標識抗原と非標識抗原の間で競合反応が起きる

抗体に対しては, 標識抗原と非標識抗原（試料中の測定したい物質）の間で抗体に対する特異性に大きな差がなく, ほぼ同等の競合反応が起きることが必要である.

5）B/F 分離ができる

抗原抗体反応結合物（bound：[B]）と遊離の抗原（free：[F]）の分離, すなわち B/F 分離ができることも重要な条件となる.

表2 ラジオアッセイで測定できる物質

下垂体関連
　副腎皮質刺激ホルモン（adrenocorticotropic hormone：ACTH）
　インスリン様成長因子Ⅰ〔insulin-like growth factor-Ⅰ：IGF-Ⅰ，ソマトメジンC（somatomedin C）〕
　甲状腺刺激ホルモン（thyroid stimulating hormone：TSH）
　バソプレシン（vasopressin：VP），抗利尿ホルモン（antidiuretic hormone：ADH）
甲状腺関連
　甲状腺刺激ホルモン受容体抗体（抗TSHレセプター抗体）
　（TSH receptor antibody：TSHRAb，thyrotropin receptor antibody：TRAb）
　サイロキシン結合グロブリン（thyroxine binding globulin：TBG）
副甲状腺関連
　1,25-ジヒドロキシビタミンD_3（1,25-dihydroxy vitamin D_3）
　副甲状腺ホルモン（parathyroid hormone：PTH），上皮小体ホルモン（parathormone）
　副甲状腺ホルモン関連蛋白質（parathyroid hormone-related protein：PTHrP）
　カルシトニン（calcitonin）
　オステオカルシン（osteocalcin：OC），骨グラ蛋白質（bone Gla protein：BGP）
膵・消化管関連
　グリココール酸（glycocholic acid）
　C-ペプチド（C-peptide），C-peptide immunoreactivity（CPR）
　グルカゴン（glucagon）
　ガストリン（gastrin）
　抗グルタミン酸脱炭酸酵素抗体（anti-glutamic acid decarboxylase antibody，抗GAD抗体）
　抗IA-2抗体（anti-insulinoma-associated protein-2 antibody）
　インスリン抗体（insulin antibody）
性腺・胎盤関連
　エストラジオール（estradiol：E_2）
　ヒト絨毛性ゴナドトロピンβサブユニット（human chorionic gonadotropin β-subunit：HCG-β）
副腎関連
　アルドステロン（aldosterone）
　コルチゾール（coltisol），ヒドロコルチゾン（hydrocortisone）
腎・血圧調節関連
　レニン活性（renin activity）
　レニン定量（active renin concentration：ARC）
血液・造血関連
　エリスロポエチン（erythropoietin：EPO）
　不飽和鉄結合能（unsaturated iron-binding capacity：UIBC）
　総鉄結合能（total iron-binding capacity：TIBC）
腫瘍マーカー
　SPan-1〔SPan-1（s-pancreas-1）antigen〕
　シアリルLe^x-i抗原（sialyl Lewisx-i antigen：SLX）
　シアリルTn抗原（sialyl Tn antigen：STN）
　神経特異エノラーゼ（neuron-specific enolase：NSE）
酵素
　デオキシチミジンキナーゼ（thymidine kinase：TK）活性
　トリプシン（trypsin）
　ホスフォリパーゼA_2（phospholipase A_2：PLA_2）
　プロコラーゲン-Ⅲ-ペプチド（procollagen Ⅲ peptide：P-Ⅲ-P）
サイトカイン
　サイクリックAMP（cyclic adenosine monophosphate：cAMP）
心臓関連
　ミオグロビン定量（myoglobin：Mb）
その他
　Ⅳ型コラーゲン7S（type Ⅳ collagen 7S）
　インタクトⅠ型プロコラーゲン-N-プロペプチド（procollagen I intact N-terminal propeptide：Intact PINP）
　抗DNA抗体定量（anti-DNA antibody）
　抗アセチルコリン受容体抗体（anti-acetylcholine receptor binding antibody；抗AChR抗体）
　Ⅰ型コラーゲンCテロペプチド（carboxyterminal telopeptide of type I collagen：ICTP）

日本アイソトープ協会編：放射性医薬品一覧表（2015年10月1日現在）より

b. 原理

RIAの原理を簡潔に述べると，以下のようになる．

一定量の標識抗原と一定量の抗体，試料である非標識抗原を加えると，抗体に対し標識抗原と非標識抗原の間で競合反応が起こる．反応終了後B/F分離を行い〔B〕または〔F〕をカウント，標準曲線より試料中の非標識抗原の濃度を読み取る．

具体的には，まずRIAの準備として，測定しようとする物質すなわち抗原（antigen：Ag）を放射性同位元素で標識し，標識抗原（*Ag）を作製する．また，測定しようとする物質を抗原（Ag）として，それに対する抗体（antibody：Ab）をあらかじめ作製しておく．測定においては，図1に示すように，一定量の標識抗原（*Ag）と一定量の抗体（Ab）を加え一定時間反応させると，そこに抗原抗体反応が起こり，標識抗原（*Ag）は抗体に結合して抗原抗体反応結合物（*Ag–Ab）が形成されるとともに結合できなかった標識抗原（*Ag）が残る．そこに試料である非標識抗原（Ag）を加えると，抗体（Ab）に対し同様に抗原抗体反応が起こり，抗原抗体反応結合物（Ag–Ab）が形成され，非標識抗原（Ag）が残る．標識抗原（*Ag）と非標識抗原（Ag）は同じ抗原性を持つので，両方を加え一定時間反応させれば，抗体（Ab）に対し標識抗原（*Ag）と非標識抗原（Ag）が競合的に反応（競合反応）し，（*Ag）と（Ag）の割合に応じた抗原抗体反応結合物（*Ag–Ab）またはAg–Abの〔B〕が生じ，結合できなかった遊離の標識抗原，非標識抗原すなわち〔F〕が残る．反応終了後，〔B〕と〔F〕を分離（B/F分離）し，〔B〕または〔F〕の放射能量をγカウンタで計測し，同時に測定した標準物質を用いて作成した標準曲線に試料の計測値を当てはめ濃度を読み取る．反応によって生じるのは標識抗原（*Ag），非標識抗原（Ag）両方の結合物であるが，計測により得られるのは標識抗原（*Ag）の量のみとなる．

図2に，この原理をより具体的に示した．標識抗原（*Ag），抗体（Ab）の量が一定の条件の下では，非標識抗原（Ag）がない状態では抗体（Ab）と結合できる標識抗原（*Ag）は最大で，〔B〕のカウントは最も高い．試料中の非標識抗原（Ag）が増えるに従って抗体（Ab）と結合できる標識抗原（*Ag）は減少し，〔F〕が増える．反応終了後B/F分離をして〔B〕または〔F〕を計測し，加えられた標識抗原（*Ag）の総計測値（Total：〔T〕）に対する比（〔B〕/〔T〕または〔F〕/〔T〕）を算出する．同時に測定した標準物質を用いた比から標準曲線を作成した後，試料の比を標準曲線

表3　RIAの成立条件

①抗原が純粋な形で得られる．
②抗体が得られる．
③抗原に放射性同位元素による標識が可能である．
④抗体に対し，標識抗原と非標識抗原の間で競合反応が生じる．
⑤B/F分離ができる．

〔標識抗原〕（*Ag）＋〔抗体〕（Ab）⇄〔標識抗原・抗体結合物〕（*Ag–Ab）＋〔標識抗原〕（*Ag）
(bound：〔B〕)　　　　　　　　　(free：〔F〕)

＋

〔非標識抗原〕（Ag）

↓↑

〔抗原・抗体結合物〕（Ag–Ab）＋〔非標識抗原〕（Ag）
(bound：〔B〕)　　　　(free：〔F〕)

図1　RIAの原理（1）

横は〔標識抗原〕と〔抗体〕の反応で，抗原抗体反応結合物ができるとともに結合できなかった〔標識抗原〕が残る．縦は，そこに試料である〔抗原〕を加えると同様に〔抗体〕との反応が生じ，結合物ができ〔抗原〕が残る．

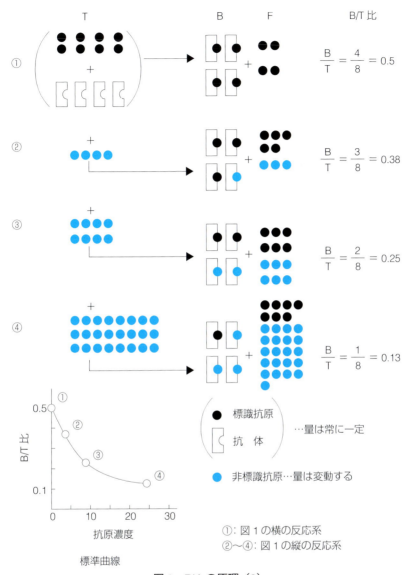

図2 RIAの原理（2）
試薬として加えられる抗体，標識抗原に，非標識抗原である標準物質または試料を加えて反応させ，B/F分離した後，〔B〕をカウントした場合の反応のイメージと標準曲線．
爲近美榮：4 試料計測による検査，18 放射性同位元素検査技術学 第3版（菅野剛史ほか編），p. 41，医学書院，2003より引用

に当てはめて試料中の抗原濃度を読み取ることで測定値が得られる．

B. B/F分離法

競合放射測定法では競合反応の結果，結合物〔B〕と非結合物〔F〕が形成されるが，〔B〕は溶液中で溶解した状態または溶解はしていなくとも沈殿はしない程度の粒子の状態であり，〔F〕はいうまでもなく溶解した状態で存在する．この〔B〕と〔F〕を分離する方法をB/F分離法とい

表4 B/F 分離法

①クロマト電気泳動法
②２抗体法
③固相法
④吸着法
⑤その他
・ポリエチレングリコール法
・ゲル濾過法
・酵素法
・塩析法
・エタノール沈殿法
・透析法

う．競合放射測定法が始められたのと並行して開発あるいは利用された B/F 分離法で，一般的に用いられた方法を表4 に示した．B/F 分離法は〔B〕と〔F〕の分子量や物質としての性状の差を利用する物理的・化学的方法，すなわち分析化学において使われていた手法を応用したものと，競合放射測定法において独自に開発されたものに分けられる．表4 に示した方法のうち，前者としてはクロマト電気泳動法，吸着法，ゲル濾過法，エタノール沈殿法，塩析法，透析法，ポリエチレングリコール法などが，後者としては２抗体法，固相法などがある．

B/F 分離法は，分離操作により〔B〕と〔F〕の割合を変えない，試料中の成分に干渉を受けない，完全に分離ができる，再現性がよいなどの条件を満足する必要があり，加えて特殊機材を必要としない，操作が簡便である，といったことも重要な条件となる．

a. クロマト電気泳動法

クロマト電気泳動法（chromatoelectrophoresis）は，クロマトグラフィ法と電気泳動法を併用した方法で，Berson と Yalow が RIA を確立した際に用いた方法である．

方法の概略

①競合反応終了後，反応液を支持体に塗布（apply）し，泳動層にセット後，フタを開けたまま（クロマト効果が加味される）電気泳動を行う．
②泳動後，支持体を乾燥しラジオスキャナで放射

能量を計測（または支持体を切って試験管に入れ計測）．

※〔B〕は陽極側へ，〔F〕は原点に留まる．

本法は，〔B〕と〔F〕の支持体に対する吸着性の差，電気的易動度，荷電状態の差などを利用し分離するものである．

本法の特徴としては，標識物質のうち抗原性を失い抗原抗体反応に関与しなくなった物質，すなわちダメージ（damage）を測定することができる点が利点であり，ダメージは〔B〕よりやや前寄りに泳動される．一方，泳動用の器材が必要な点，操作が煩雑であるため多数の試料を処理できない点が短所としてあげられる．支持体には，濾紙の他にセルロースアセテート膜，ポリアクリルアミドなどが用いられている．

b. ２抗体法

２抗体法（double antibody method）は，RIA の B/F 分離法の１つとして用いられる方法で，最初に加えられた抗体（これを第１抗体とする）に対する抗体（２番目の抗体であるため第２抗体となる）を用いる．

方法の概略

①競合反応終了後，第２抗体を加えてさらに反応させる（第２反応）．
②第２反応が終了した後，遠心分離（遠心法）または濾過（濾過法）を行う．
③上清を吸引除去して沈殿の計測．

※遠心法：上清には〔F〕が，沈殿には〔B〕が存在する．
濾過法：上清の〔F〕は濾過され，〔B〕が残る．

本法は，競合反応終了後の〔B〕に第２抗体を結合させて分子量を大きくすることで分離しようとするものである．

第２抗体の作製では，第１抗体そのものを免疫するのではなく，第１抗体を作る際に用いた動物，例えばモルモット，あるいは家兎などの動物の血清中の γ-グロブリン分画を他の動物に免疫して行う．γ-グロブリン分画を用いるのは，高価な特異抗体である第１抗体を用いなくても，第１抗体が γ-グロブリン分画成分であるため，γ-

グロブリン分画に対する抗体で十分反応するためである。第2抗体作製には，抗体を大量に得る必要があるため山羊や羊など大型の動物を用いることが多い。

また，より大きな結合物とするため，さらに第1抗体を作った動物の正常血清，例えばモルモット血清あるいは家兎血清をキャリア蛋白（carrier protein）として第2抗体とともに加えることも必要となる。

本法の特徴としては，第1抗体に対して特異的な抗体を用いるため特異性が高く，操作が簡便であり，多数の試料を処理できる点が利点といえる。一方，γ-グロブリン分画を用いるとはいえ，抗体を用いる点でコストが割高となり，また第2反応を行う必要があるため反応時間が長くなる点，第2抗体に対する試料中の血清成分の影響がある点などが欠点としてあげられる。なお，第2反応については，水溶性のポリマーであるデキストラン，ポリビニルアルコール，ポリビニルピロリドン，ポリエチレングリコールなどを反応促進剤として第2抗体と一緒に加えることで，元々は一晩程度必要であった反応時間が2〜3時間と短縮化が図られ，改善されている。

c. 固相法

固相法（solid phase method）も，RIAのB/F分離法の1つとして用いられ，非標識抗原と標識抗原が競合的に反応する抗体をあらかじめ不溶性の物質（固相体）に吸着または結合させた固相抗体を試薬として準備して反応させる方法である。抗体は既に不溶性の物質である固相体に結合しているため，競合反応終了後〔B〕を容易に取り出すことができる。固相法に用いる固相体を**表5**に示した。

方法の概略
①非標識抗原（Ag），標識抗原（*Ag），固相の抗体（Ab）を加え競合反応を行う。
②競合反応終了後，固相上の〔B〕を洗浄または遠心分離により取り出す。

本法の特徴としては，操作が簡便であり反応時間が短い点が利点といえる。一方，固相体に抗体

表5　固相法に用いる固相体の種類

①不溶性ポリマー：セファデックス（sephadex），セファロース（sepharose），ポリアクリルアミドゲル（polyacrylamidegel）
②鉄の微粒子
③ディスク（disk）（直径3〜5 mmの円板状のもの）：ポリスチレンディスク，ポリプロピレンディスク，ペーパーディスク
④チューブ：ポリスチレンチューブ，ポリプロピレンチューブの内壁
⑤ビーズ（直径5〜6 mmの球）：ポリスチレンビーズ，ガラスビーズなど
⑥その他：抗体を試薬により重合させて大きくし，非標識抗原（Ag），標識抗原（*Ag）を加えて反応させた後遠心して（bound：〔B〕）を得る方法もある。

※①②は数分程度の短時間の遠心で，③④⑤では簡単な洗浄で〔B〕の分離が可能である。

表6　吸着法に用いる吸着材の種類

①デキストラン炭末（dextran coated charcoal）（デキストラン溶液中でインキュベートし大分子吸着部位をデキストランで飽和させた炭末）
②イオン交換樹脂（レジン；resin）
③タルク（talc）
④セルロース粉末（cellulose）

を結合させるには高力価の抗体が大量に必要である点が欠点としてあげられるが，最近では抗体産生の技術は飛躍的な発展を遂げており，この点の問題は解消されつつある。

d. 吸着法

分子量の小さい物質が色々なものに吸着されやすい性質を利用した方法である。競合放射測定法の測定対象となる物質は元々分子量の小さいものが多い。これらの測定において，抗体や結合蛋白に結合した〔B〕と〔F〕では分子量に大きな差がある。分子量の小さい〔F〕が吸着されやすいことに着目した分離法が吸着法である。吸着法に用いる吸着材を**表6**に示した。

方法の概略
①競合反応終了後，吸着材を加えて反応させ吸着させる。

②吸着が完了した後，遠心分離を行う．
③上清を吸引除去して沈殿を計測する．

※沈殿には〔F〕が，上清には〔B〕が存在する．上清の一定量を計測すれば〔B〕が，上清を除いて沈殿を計測すれば〔F〕が得られる．

　本法の特徴としては，安価な吸着材を用いることから経済的で多くの検体処理に向いており，反応時間も短い点が利点である．ただ，物理的な現象である吸着を利用しているため，吸着剤の種類や量，ロットによって吸着に差が出る，試料中の蛋白，塩類濃度やpHなどに影響を受けやすいなどの点が欠点としてあげられる．本法は〔F〕の分子量が小さいほど分離効果の良い分離法といえる．

e. その他

ポリエチレングリコール（PEG）法

　ポリエチレングリコール（polyethylenglycol method：PEG）の持つ高い吸湿性を利用した方法で，蛋白溶液をPEGにより固型物沈殿あるいは高濃度粘稠液として沈殿させる方法がPEG法である．競合反応終了後の反応液にPEGを加えて混和すると，〔B〕は不溶性となり白濁する．これを遠心して上清を除き沈殿を測定すれば〔B〕が得られる．非常に安価で，分離が短時間で可能な反面，沈殿形成が種々の因子（蛋白質の種類，含量，塩濃度，イオン強度，pH，温度，など）の影響を受けやすい欠点がある．

　本法は大量の沈殿が形成されるため上清を除去するには簡便であるが，しばしば非特異的結合（nonspecific binding：NSB）が高くなり，データを処理する上で問題となる．これは沈殿する蛋白量が多いため，沈殿の際に標識抗原の一部を一緒に沈殿させる現象，すなわち共沈が起こるためと考えられている．抗体などの代わりに緩衝液を加えて同様に操作するとNSBのみの計測が可能となるので，標準物質や試料のそれぞれの計測値より差し引くとよい．NSBの原因としてはこの共沈の他に，測定に用いる試験管の内壁，固相法で用いるビーズやディスクの表面などにおける標識物質の付着などがあげられる．

ゲル濾過法

　セファデックスを膨潤させて緩衝液とともに詰めたカラム（10 × 120 mmのカラム）の上から競合反応終了後の反応液を充填（アプライ：apply）し，緩衝液を加えて溶出する方法がゲル濾過法（gel filtration）である．〔B〕は分子量が大きいためゲルの外を通り先に溶出されるが，〔F〕は分子量が小さくゲル内を通過するのに時間がかかり，〔B〕より遅れて溶出される．本法も，〔F〕が小分子の物質の分離に適した方法であるが，操作が煩雑で多数の試料の処理には向かない．

酵素法

　〔F〕を分解する酵素を加えて分解し，残った〔B〕をトリクロル酢酸などにより沈殿させ，上清の〔F〕と分離する方法が酵素法で，分解酵素にはフィシンが用いられる．実際には本法が利用されることは少ない．

塩析法

　蛋白溶液に高濃度の中性塩を加えると，蛋白質は水との親和力を失って蛋白質成分の相互作用により沈殿する．分子の大きい蛋白質は分子の小さい蛋白質よりも少量の塩類添加によって水溶液から析出する．この塩析の原理を応用した分離法が塩析法である．〔F〕とγ-グロブリンである〔B〕とでは溶解度に差異があり，この点を利用して〔B〕を沈殿させる．中性塩としては，硫酸アンモニウム，硫酸ナトリウムなどがある．本法は，前述したPEG法と類似した方法であり，よってその特徴も共通している．

エタノール沈殿法

　エチルアルコールなどの中性有機溶媒を蛋白溶液中に加えると，蛋白質の溶解度が低下し沈殿するという原理を利用した分離法がエタノール沈殿法である．本法は塩析法と類似の原理であり，〔B〕と〔F〕とでは溶解度に差があることから分離が可能となる．本法の特徴は，PEG法，塩析法と共通している．

透析法

　〔B〕と〔F〕とでは分子量に大きな差があるため，透析により分離することも可能で，この原理を応用した分離法が透析法である．競合反応終了

表7 特異的結合蛋白と CPBA で測定できる物質

特異的結合蛋白	測定できる物質
サイロキシン結合グロブリン (thyroxine binding globulin：TBG)	サイロキシン（thyroxine：T_4） トリヨードサイロニン（triiodothyronine：T_3）
コルチコステロイド結合グロブリン (corticosteroid-binding globulin：CBG)	11-デオキシコルチゾール（11-deoxycortisol） コルチコステロン（corticosterone） コルチゾール（coltisol） プロゲステロン（progesterone） 17 ヒドロキシプロゲステロン（17-hydroxyprogesterone） テストステロン（testosterone）
トランスフェリン（transferrin）	鉄
内因子（intrinsicfactor）	ビタミン B_{12}（vitamin B_{12}）
葉酸結合蛋白（folic acid-binding protein：FABP）	葉酸（folic acid）
ビタミン D 結合蛋白（vitamin D binding protein）	25-OH ビタミン D（25-hydroxy vitamin D） 1,25-ジヒドロキシビタミン D_3（1,25-dihydroxy vitamin D_3）

後の反応液を透析膜に入れ透析を行うと，〔F〕は膜の外側，〔B〕は内側に残るので分離することができる．〔F〕の分子量が小さいほど分離しやすい．操作が煩雑で多数の検体処理には向かず，一般的ではない．

C. 競合蛋白結合測定法（CPBA）

競合蛋白結合測定法（competitive protein binding assay：CPBA）は，RIA と同じ反応原理である競合反応を利用した測定法である．異なる点は，RIA で用いる抗体の代わりに，血液中に存在する測定物質に対するキャリア蛋白（carrier protein）である特異的結合蛋白を利用する点である．

a. CPBA で測定できる項目

標識物質と非標識物質が競合反応する対象が特異的結合蛋白であるため，CPBA で測定できる物質は血中に特異的結合蛋白を持つものに限られる（表7）．

b. 原理

CPBA の原理を簡潔に述べると，以下のようになる．

一定量の標識物質と一定量の特異的結合蛋白，試料である非標識物質を加えると，特異的結合蛋白に対し競合反応が起こる．反応終了後 B/F 分離を行い〔B〕または〔F〕をカウント，標準曲線より試料中の非標識物質の濃度を読み取る．

RIA と異なる点がもう1つある．それは，測定物質は血液中で特異的結合蛋白と結合しているため，そのままでは測定できない点である．そのため特異的結合蛋白を不活化して物質をフリーの状態にする操作，すなわち抽出操作を行う必要がある．抽出の方法としては加熱や除蛋白などがある．このように本法は操作が煩雑であり，測定できる物質が特異的結合蛋白を持つものに限られるため応用範囲が狭いという欠点を持つ．それでも本法の開発当初は，抗体作製が難しい物質，例えば鉄，ビタミン B_{12}，ビタミン D などの測定に応用されていたが，最近ではこれらの物質も RIA やその他の免疫測定法で測定が可能となり，姿を消しつつある．

本法の成立条件は RIA と同様である．

D. 放射受容体測定法（RRA）

放射受容体測定法（radioreceptor assay：RRA）は，RIA や CPBA と同じ反応原理である競合反応を利用した測定法である．異なる点は，RIA で用いる抗体，CPBA で用いる特異的結合蛋白の代わりに，臓器や組織に存在する組織受容体（receptor）を利用する点である．

a. RRA で測定できる項目

標識物質と非標識物質が競合反応する対象が受容体であるため，RRA で測定できる物質は血中

に受容体を持つものに限られる.

b. 原理

RRA の原理を簡潔に述べると,以下のようになる.

一定量の標識物質と一定量の組織受容体,試料である非標識物質を加えると,組織受容体に対し競合反応が起こる.反応終了後 B/F 分離を行い〔B〕または〔F〕をカウント,標準曲線より試料中の非標識物質の濃度を読み取る.

RRA は,RIA や CPBA と大きく異なる点がある.それは RRA がホルモンや薬物などと受容体との反応,すなわち測定しようとする物質の生物学的活性を捉えている点である.そのため,標識物質を作製する際には標識物質の生物活性が損なわれないようにする必要があり,標識方法には,強力な酸化剤を用いるクロラミン T 法ではなく,緩やかな酸化剤を用いる方法である酵素法が用いられる.本法の成立条件は RIA と同様である.

受容体には細胞膜に存在するものと,細胞質または核に存在するものがある.ACTH,TSH,グルカゴン,インスリンなどのホルモンの受容体は細胞膜(形質膜)に,コルチゾール,アルドステロン,アンドロゲン,エストロゲン,トリヨードサイロニン,サイロキシンなどの受容体は,細胞質または核に存在する.

RIA で薬物やホルモンを測定した場合得られる値は免疫活性値であるが,RRA で測定した場合,得られる値は薬物やホルモンの生物活性値を示すため,その値の有用性は非常に高い.さらに,RRA の利用範囲は広く,薬物やホルモンの活性量が測定できるのはもちろんのこと,受容体に対する抗体の検出や受容体そのものの検出にも用いられる.

ただ,受容体は非常に不安定で長期保存が難しく十分な測定精度を確保することが難しいなどの問題点から一般的には利用されることが少なくなってきている.

c. RRA の応用

1) 組織受容体(receptor)に対する抗体の検出
TSH 受容体抗体(TSHRAb, TRAb)

Basedow 病は,甲状腺膜細胞上の TSH 受容体(TSH receptor)に対する自己抗体である TSH 受容体抗体(TSH receptor antibody:TSHRAb, thyrotropin receptor antibody:TRAb)が産生されることによって発症する自己免疫疾患である.この TSH 受容体抗体は,甲状腺膜細胞上の TSH 受容体に結合して甲状腺を刺激する.健常者であれば TSH の刺激によって産生される甲状腺ホルモンが過剰になれば,フィードバック機構が作用し TSH の分泌は抑制されるが,TSH 受容体抗体の場合は継続的に甲状腺ホルモンの産生を促すため甲状腺ホルモンが過剰に分泌され機能亢進状態となる.この Basedow 病の診断には TSH 受容体抗体の検出が重要である.
抗アセチルコリン受容体抗体(抗 AChR 抗体)

重症筋無力症は,アセチルコリン受容体(acetylcholine receptor:AChR)に対する自己抗体である抗アセチルコリン受容体抗体(anti-acetylcholine receptor binding antibody:抗 AChR 抗体)が産生されることにより発症する自己免疫疾患である.抗 AChR 抗体が神経筋接合部の AChR に結合することで,受容体の崩壊や機能不全が起こるため,脳からの命令の伝達障害が起きて筋力の低下をきたし,筋脱力症状の状態となる.抗 AChR 抗体の測定は重症筋無力症の診断および治療経過の指標として非常に重要である.

2) 組織受容体(receptor)そのものの検出
エストロゲン受容体(ER)の検出

乳癌の 60〜70% では,エストロゲンなどのホルモンに依存性があるホルモン依存性乳癌である.ホルモン依存性乳癌とは,女性ホルモン(エストロゲン)が,乳癌細胞の中に取り込まれ癌細胞中のエストロゲン受容体(estrogen receptor:ER)と結びついて,癌細胞の分裂・増殖を促すタイプの乳癌である.閉経前の女性の場合,視床下部から分泌される性腺刺激ホルモン放出ホルモン(luteinizing hormone-releasing hormone:LH-RH)は,下垂体を刺激して,黄体形成ホルモン

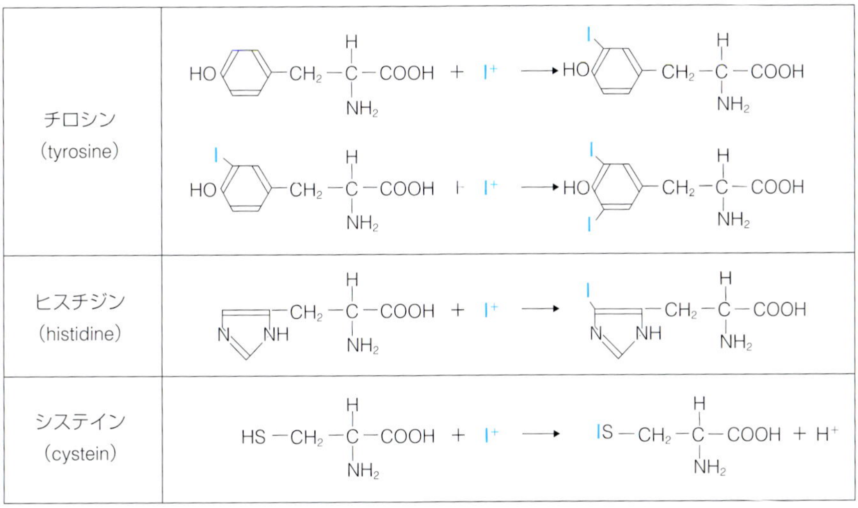

図3 標識におけるヨウ素とアミノ酸の反応

チロシンの場合，導入されるヨウ素は1または2分子，ヒスチジン，システインは1分子である．
爲近美榮：4 試料計測による検査，18 放射性同位元素検査技術学 第3版（菅野剛史ほか編），p. 45，医学書院，2003より引用

（luteinizing hormone：LH），卵胞刺激ホルモン（follicle stimulating hormone：FSH）を分泌させ，これらのホルモンは卵巣を刺激してエストロゲンを分泌させるが，ホルモン依存性乳癌ではこのエストロゲンの分泌を抑える目的でLH-RHアゴニスト製剤（下垂体の働きを抑える薬剤）による治療をする必要がある．一方，閉経後乳癌では，卵巣でのエストロゲン産生は加齢とともに低下する反面，副腎皮質や脂肪組織などで，アロマターゼという酵素が働き，男性ホルモンからエストロゲンが作られる．したがって，閉経後乳癌ではアロマターゼ阻害薬投与でエストロゲンを減らし，癌の増殖抑制をする必要がある．このように，手術により摘出された癌細胞中のERを検出することでホルモン依存性か否かの診断ができ，また治療効果の判定ならびに予後の指標として重要である．

E. 標識方法

ラジオアッセイにおいては放射性同位元素をトレーサーとして物質に導入する必要がある．この方法が標識法である．標識法には，放射性同位元素を目的の物質に直接標識する直接標識法と，小分子の物質を目的の物質に導入した上でその小分子物質を標識する間接標識法がある．

直接標識法のうち，蛋白性物質を放射性同位元素で標識する場合は，標識核種として放射性ヨウ素（^{125}I，^{131}I）が主に用いられる．クロラミンT法，酵素法，ヨードゲン法などの方法があり，蛋白を構成するチロシン，ヒスチジン，システインなどのアミノ酸と反応させる標識法（**図3**）である．非蛋白性の物質を標識する場合は，物質構成元素の同位体と置換する方法がとられ，^{3}H，^{14}Cが用いられる．本法は，標識する物質に化学的変化を与えることがないことから理想的な方法といえる．しかし，^{3}Hや^{14}Cはβ線放出核種であるため，放射能の計測には液体シンチレーションカウンタを使用する必要がある点，計測操作が煩雑になる点で用いられることが少なくなっている．

一方，間接標識法では，放射性ヨウ素を標識するための小分子物質，すなわちチロシンメチルエステル，チラミン，ヒスタミンなどを導入して標識する方法であるBolton-Hunter法が用いられることが多い．

標識物質作製において重要なことは，標識した物質の性質，すなわち抗原性や生物活性などが損なわれないこと，比放射能が高いことなどである．標識物質は，標識を行った際の未反応の放射性ヨウ素や標識によって変性した物質であるダメージを除くために分離精製する必要がある．ゲル濾過法，吸着法，薄層クロマトグラフィ法，イオン交換クロマトグラフィ法，透析法などがあるが，そのうちゲル濾過法が最も一般的な方法である．

a. クロラミンT法

クロラミンT（chloramine T）法は，1962年にHunterとGreenwoodにより報告された標識方法で，強力な酸化剤であるクロラミンTを用いてヨウ化ナトリウム（NaI）を酸化し，チロシン，ヒスチジンなどに導入する方法である．開発者の名前からHunter-Greenwood法とも呼ばれる．本法における反応は非常に速やかで，10～60秒で標識効率の良い，すなわち比放射能の高い物質が得られ，RIAなどに現在最も広く用いられている．その一方で，クロラミンTの酸化作用が非常に強力であるため，標識物質が変性（ダメージ）することもあり，不安定な物質の標識には不適である．

b. 酵素法

酵素法は，1972年に宮地らにより報告された標識法で，酵素（ラクトペルオキシダーゼ lactoperoxidaseなど）と過酸化水素を用い，弱い酸化作用を利用して，5～10分間とゆっくり時間をかけて標識する方法で，物質のダメージは少なくRRAなどには適した方法であるが，比放射能の点ではクロラミンT法より劣る．

c. Bolton-Hunter法

Bolton-Hunter法は，蛋白性物質あるいは非蛋白性物質に間接的に放射性ヨウ素を標識する方法で，1973年にBoltonとHunterにより報告された方法である．放射性ヨウ素を小分子物質に標識しておき，その後標識しようとする物質に反応させる方法で，間接的に放射性ヨウ素を標識するため，非蛋白性物質にも放射性ヨウ素標識が可能となる点や標識する物質の変性が抑えられる利点が

ある．

2. 競合反応を利用しない方法

競合反応を利用しない方法には免疫放射定量測定法，直接飽和分析法がある．

A. 免疫放射定量測定法（IRMA）

免疫放射定量測定法（immunoradiometric assay：IRMA）は，RIAと同様の抗原（Ag）と抗体（Ab）の反応ではあるが，競合反応を利用しない測定法で，1968年にMilesらがインスリンの測定に用いたのが最初である．競合反応を利用する方法では抗原（Ag）や測定物質に放射性同位元素を標識するが，本法は抗体を放射性同位元素で標識した標識抗体を用いて抗原（Ag）と反応させる方法であり，競合反応を用いた方法とは原理的に区別される．本法の開発で，抗原にチロジン残基やヒスチジン残基がない，あるいは抗原が不安定などの理由で抗原の標識ができない微量物質の測定が可能になった．

IRMAにはいくつかの方式があるが，あらかじめ固相体に結合させた抗体である十分量の固相抗体に，抗原（試料）を加え反応させる方法であるサンドイッチ法が現在最も繁用されている．

IRMAの原理を簡潔に述べると，以下のようになる．

固相抗体に抗原（試料）を加え反応〈第一反応〉させると，試料中の抗原はすべて固相体上の抗体に結合する．抗原（試料）が結合した固相体を洗浄後，^{125}I標識抗体を加え反応〈第二反応〉させると，固相体抗体-抗原-標識抗体のサンドイッチ型の結合物ができる．固相体を洗浄した後カウントして，同時に測定した既知濃度の標準物質を用いて作成した標準曲線より試料中の抗原濃度を読み取る（図4）．

IRMAの標準曲線は競合反応の場合とは逆で，濃度に比例してカウントは高くなる（図5）．この方法の欠点は大量の抗体を必要とする点にあったが，抗体産生技術の飛躍的な発展でモノクローナル抗体（monoclonal antibody：McAb）の大量

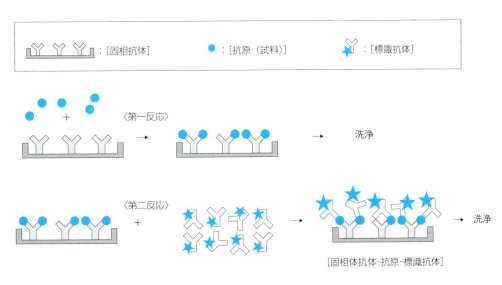

図4 IRMA サンドイッチ法の原理
[抗原（試料）]を[固相抗体]，[標識抗体]で挟んだサンドイッチ型の結合物が形成される．

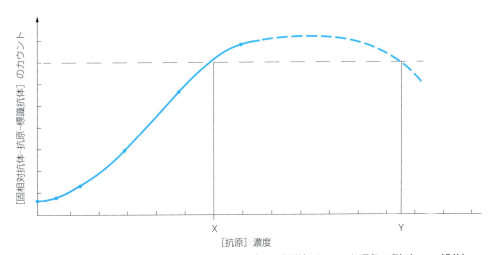

図5 IRMA サンドイッチ法の標準曲線の例（──部分）とフック現象の例（---部分）
IRMA における標準曲線は，[抗原]濃度の増加に伴い[固相体抗体-抗原-標識抗体]のカウントが増加する．試料中に大量の[抗原]が存在した場合（濃度 Y）フック現象が生じ，試料の濃度は実際より過小に測定（濃度 X）されることがある．

産生が可能となって普及した．特異性，測定感度が高く，広い測定範囲を設定することが可能な点が特徴で，測定操作が簡便で，反応時間も短いことから，数多くの項目の測定に利用されている．
ただし，注意を要する点として，IRMA には，試料中に大量の抗原が存在した場合，抗原抗体反応が抑制される現象が起き，結果として測定値に負の誤差が生じることがある．極めて高濃度の抗原の存在下では抗原過剰による地帯現象の一種と考えられる現象が生じ，この濃度域での標準曲線

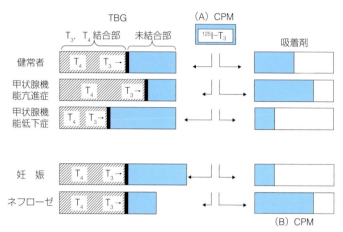

図6 T₃摂取率の測定原理

試料の入った試験管に加えられた ^{131}I-T₃（または ^{125}I-T₃）は，サイロキシン結合グロブリン（TBG）の未結合部に結合し，吸着剤に結合された残りの ^{131}I-T₃（または ^{125}I-T₃）をカウントして値を求める。

爲近美榮：4 試料計測による検査，18 放射性同位元素検査技術学 第3版（菅野剛史ほか編），p. 36，医学書院，2003より引用

はピークより下降を示し，よって試料の濃度が実際より過小に測定されることになる（**図5**）．IRMAにおいては，この現象は高濃度フック現象（high-dose hook effect）あるいはプロゾーン現象（prozone phenomenon）と呼ばれている．

B. 直接飽和分析法（DSA）

血液中の特異的結合蛋白をそのまま利用して物質を測定しようとする方法を直接飽和分析法（direct saturation analysis：DSA）と呼び，CPBAのように競合反応を利用した測定法とは原理的に区別される．DSAを応用した検査としては，T₃摂取率（T₃ uptake），血清不飽和鉄結合能（unsaturated iron binding capacity：UIBC）がある．

a. T₃摂取率（T₃uptake）

1957年，Hamolskyらにより放射性同位元素を用いた初めての in vitro 検査法が開発された．^{131}I標識トリヨードサイロニン（^{131}I-T₃）を用いた甲状腺機能検査法で，^{131}I-T₃を血液に加え一定時間放置した場合，血漿蛋白だけでなく赤血球も ^{131}I-T₃を取込むことを利用したもので，赤血球の ^{131}I を計測して甲状腺機能を推測する方法であった．赤血球は扱い難い成分であるため，その後，赤血球をレジンなどの吸着剤に置換え，また ^{131}I を ^{125}I に変更した改良法が考案され，多くの試薬キットが市販されてきた．

そもそも甲状腺ホルモンのうち血中に存在するのは，大部分がサイロキシン（thyroxine：T₄）であり，トリヨードサイロニン（triiodothyronine：T₃）はごくわずかである．また，これらの甲状腺ホルモンは，サイロキシン結合グロブリン（thyroxine binding globulin：TBG）に結合した状態で存在するが，TBGは完全に飽和された状態にはない．甲状腺ホルモンが結合していない部分，すなわちTBGの未結合部を利用して in vitro での甲状腺機能検査を可能にした測定法が T₃ 摂取率である．なお，この検査で得られる値は間接的なT₃，T₄の量であり，T₃の量はわずかなので，主にT₄の量を反映したものとなる．

T₃摂取率の測定原理（**図6**）を簡潔に述べると以下のようになる．

一定量の試料と一定量の ^{131}I-T₃（または ^{125}I-T₃）（標識T₃）および吸着剤を試験管に入れ，一定時間反応させる．すると，試料中のTBGの未結合部に標識T₃が結合し，結合しきれなかった標識T₃は吸着剤に結合する．反応終了後，反応

液を捨て吸着剤を洗浄して吸着剤の放射能量をカウントする.

加えた一定量の標識 T_3 のカウント数〔(A) CPM〕と吸着剤のカウント数〔(B) CPM〕から以下のように T_3 摂取率を算出する.

$$T_3 摂取率（\%）= \frac{(B)\ CPM}{(A)\ CPM} \times 100$$

吸着剤としては,レジンスポンジ,レジンストリップ,セファデックス,シリケート,チャコールビーズなどが用いられる.

T_3 摂取率は,甲状腺機能亢進状態では TBG の未結合部が少ないため標識 T_3 が多く余り,それが吸着剤に吸着するため吸着剤のカウントは高くなり高値に,逆に機能低下状態では未結合部が多いため低値となる.ただし,甲状腺機能とはかかわりがなく,TBG が増加する妊娠では偽低値を,また,TBG が減少する疾患であるネフローゼでは偽高値を,TBG と標識 T_3 との結合阻害剤であるサリチル酸,ジフェニルヒダントイン,ペニシリン,ブタゾリンなどが投与されている場合は偽高値を示し,真の甲状腺機能を反映しないといった欠点がある.T_3 摂取率は古くから用いられている甲状腺機能測定法であり,簡便で多数の検体処理が可能である.一方で,TBG の増減などの影響を大きく受けて値の評価を難しくしていることもあり,現在では実施されなくなっている.

b. 血清不飽和鉄結合能（UIBC）

鉄は血清中ではトランスフェリン（transferrin）に結合している.その結合はトランスフェリンの 1/3 程度であり,残りの 2/3 は未結合状態である.この不飽和のトランスフェリンと結合できる鉄の量が UIBC で,鉄代謝や造血機能状態の把握には,この UIBC と鉄量の総量である血清総鉄結合能（total iron binding capacity：TIBC）が重要である.UIBC の測定には,T_3 摂取率と同様の DSA を応用した方法が用いられる.

UIBC の測定原理を簡潔に述べると以下のようになる.

一定量の試料と一定量の放射性クエン酸アンモニウム鉄（^{59}Fe）および吸着剤を試験管に入れ,一定時間反応させる.すると,試料中のトランスフェリンの未結合部に ^{59}Fe が結合し,結合しきれなかった ^{59}Fe は吸着剤に結合する.反応終了後,反応液を捨て吸着剤を洗浄して放射能量をカウントする.

加えた一定量の ^{59}Fe のカウント数〔(A) CPM〕と吸着剤のカウント数〔(B) CPM〕から以下のように UIBC を算出する.

$$UIBC\ (\mu g/dL)$$
$$= \frac{\frac{(B)\ CPM}{(A)\ CPM} \times 100 \times 吸着係数 \times 添加鉄量\ (\mu g/dL) \times 100}{100}$$

TIBC は血清鉄と UIBC の和,すなわち以下の式で求められる.

$$血清総鉄結合能（TIBC）（\mu g/dL）$$
$$= UIBC + 血清鉄量$$

（爲近美榮）

チェックリスト

☐ RIA の測定原理を説明せよ.
☐ B/F 分離法をあげよ.
☐ 競合反応を用いない IRMA であるサンドイッチ法の測定原理を説明せよ.
☐ DSA で測定する検査項目名を 2 つあげ,使用する放射性医薬品と検査の目的を簡単に説明せよ.

Ⅳ 試料測定法による検査

2 アイソトープを体内に投与する *in vivo* 検査法

1. 鉄動態（フェロカイネティクス）検査

　鉄動態（フェロカイネティクス；ferrokinetics）検査とは，^{59}Fe を用いて体内の鉄の代謝を測定することで造血の機能を把握する検査法である．

　小腸上皮細胞の能力の限界は約 1 mg/ 日程度で，体外への排出も同程度であるため，健常成人の鉄の吸収は，ほぼ閉鎖されたサイクルといえる．体内の鉄の総量は男女で異なるが，約 3〜4 g 程度であり，体内の金属元素としては最も多い．そのうち約 70％がヘモグロビンの形で赤血球内に存在し，30％程度がフェリチンなどの形で肝臓や脾臓などの組織に貯蔵されている．

A. 原理

　採血した血漿中のトランスフェリンに放射性クエン酸第二鉄（^{59}Fe）を結合させた後，元の被検者に注射すると，血液中から骨髄に取り込まれる．^{59}Fe は骨髄において赤芽球に移行しヘモグロビンの合成に利用され，赤芽球が成熟した後赤血球として再び末梢血中に放出される．

　注射後の血漿中 ^{59}Fe，赤血球中 ^{59}Fe の放射能量の計測値と，心臓，肝臓，脾臓，骨髄（仙骨部）に集積する ^{59}Fe の放射能量を皮膚の上から測定する体外測定（surface counting）を行い，血漿鉄消失時間（plasma iron disappearance：PID），血漿鉄交代率（plasma iron turnover rate：PIT），赤血球鉄利用率（red cell utilization rate：%RCU）を算出することにより，^{59}Fe の turnover，すなわち ^{59}Fe の動態を把握する．

B. 操作方法と計算方法

　具体的な操作方法ならびに計算方法を**表1**に示す．

C. 臨床的意義

　健常者の値を以下に示す．
　血漿鉄消失時間（PID T1/2）：60〜110（分）（**図1**）
　血漿鉄交代率（PIT）：0.4〜0.8〔mg/dL（全血）/日〕
　赤血球鉄利用率（%RCU）：70〜100（%）（**図2**）

　^{59}Fe が血液中から骨髄に取り込まれ，ヘモグロビンに合成され赤血球として再び末梢血中に放出される過程での体外測定は，特徴的な上昇と低下を示す．健常者では，骨髄（仙骨部）の計測値は 24 時間以内に最高値に達し，その後赤血球として放出されるに従い低下していく．一方，循環する血液を代表する心臓では，静注後次第に計測値が低下するが，赤血球として放出されるに従い高値となり，骨髄（仙骨部）とのコントラストが明瞭である．肝臓では，骨髄（仙骨部）に近いパターンを示すが，その計数値は骨髄（仙骨部）に比べて劣り，日数とともに漸減する．脾臓では肝臓のパターンと異なり，初日には低値であるが日数とともに漸増する．この増加は，脾臓が ^{59}Fe ヘモグロビンを持つ赤血球を破壊し，^{59}Fe をしばらく貯蔵するものと考えられている．このように，^{59}Fe の増減をみれば，それぞれの臓器がどのような機能を発揮しているかが明らかになり，その特徴から疾患の診断が可能となる．

表1 鉄動態検査の操作方法と計算方法

① 被検者の血液 22 mL を，滅菌 CPD 液 5 mL が入った滅菌共栓付き遠心管に採取する．
② 遠心して血漿を分離する．
③ 血漿 12 mL にクエン酸第二鉄（^{59}Fe）を加え，混和後 37℃で 15〜30 分インキュベートする（^{59}Fe-トランスフェリンの作製）．
④ ^{59}Fe 血漿 10 mL を被検者に静注する．
⑤ 静注の 10, 30, 60, 120 分後，反対側の肘静脈より 3 mL ヘパリン加採血し，分離した血漿 1 mL の放射能量を計測する．
　翌日から 10〜14 日間，3 mL ヘパリン加採血して分離した赤血球層 1 mL の放射能量を計測する．
⑥ 10 分後採血の後と翌日から 10〜14 日間，心臓，肝臓，脾臓，骨髄（仙骨部）の体外測定（surface counting）を行う．
⑦ ⑤⑥で得られた計測値を用い，下記の計算方法から血漿鉄消失時間（PID），血漿鉄交代率（PIT），赤血球鉄利用率（%RCU）を算出する．

※上記の操作は，すべて無菌的に行い，容器はすべて滅菌容器を用いる．また，被検者の血漿鉄，ヘマトクリット値（Ht）（%）は事前に測定しておく．

血漿鉄消失時間（PID）：縦軸を計測値，横軸を時間（分）とした片対数グラフ上に血漿中の放射能量（カウント）をプロットし，0時間のカウントを外挿により求める．0 時間のカウントを 100% として，その 50% の値を示す時間を PID（分），すなわち T1/2（分）とする．血漿から鉄が消失する率，すなわち血漿鉄消失率を図 1 に示す．
血漿鉄交代率（PIT）：血漿中から消失する鉄の量として次の式から計算される．
血漿鉄交代率（PIT）（mg/dL 全血 / 日）

$$= \frac{血漿鉄（\mu g/dL）\times 0.693 \times 1440（分）\times（100-Ht（\%）\times 0.9）}{T1/2（分）} \times 100$$

赤血球鉄利用率（%RCU）：静注した ^{59}Fe がヘモグロビンの合成に利用され，赤血球として末梢血中に放出された割合を示す値となる（図 2）．赤血球層のカウントと投与した ^{59}Fe 血漿のカウントを用い次の式から計算される．
赤血球鉄利用率（%RCU）

$$= \frac{赤血球層 ^{59}Fe カウント \times 循環血液量 \times 100}{^{59}Fe 血漿カウント \times 希釈倍数 \times 静注量}$$

a. 鉄欠乏性貧血

鉄欠乏性貧血では血清鉄が不足しているため，静注された ^{59}Fe は速やかに骨髄に取り込まれる．PID は短縮し，PIT は血清鉄が低いため交代量としては正常かやや増加する（図 1）．%RCU は 100% を示し，静注された ^{59}Fe のすべてがヘモグロビン合成に利用されていることがわかる（図 2）．体外測定では，骨髄（仙骨部）の計測値の増加が早く著明である．

b. 再生不良性貧血

再生不良性貧血では，血清鉄が過剰な状態であるため，静注された ^{59}Fe はほとんど取り込まれず血漿中に停滞して PID は著明に遅延（図 1），%RCU は著明に低値を示し（図 2），造血能の低下を表わす．PIT は血清鉄が高いため PID の遅い割には高く，健常者平均値か健常者下限の値を

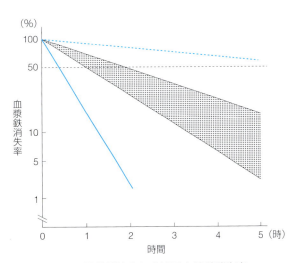

図1　鉄動態検査における血漿鉄消失率
▨ ：健常者（T1/2：60〜110 分）
┈ ：再生不良性貧血
── ：鉄欠乏性貧血

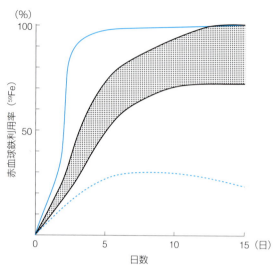

図2 鉄動態検査における赤血球鉄利用率
■：健常者
----：再生不良性貧血
──：鉄欠乏性貧血

呈する．体外測定では，骨髄（仙骨部）の計測値は終始低値であり，骨髄での造血に ^{59}Fe がほとんど利用されないことを示す．一方，肝臓，脾臓の計測値は日を追って増加し，2～3週後においてもなお増加を続け，静注された ^{59}Fe の多くが貯蔵鉄としてプールされていることを表わす．

c. 悪性貧血

悪性貧血では，無効造血が著しいことを示すパターンとして，PID は正常か正常よりやや早く，PIT は亢進し，%RCU は著しく低下する．体外測定では，骨髄（仙骨部）の計測値は，^{59}Fe 投与後急速にそして著明に上昇するが，その後の減少は遅延する．造血能の著明な低下のため，肝臓，脾臓での計測値は次第に上昇する．

d. 溶血性貧血

溶血性貧血では，PID は非常に短縮し，PIT は正常より増大して 5～6 倍にも及ぶ．一方，%RCU は 60～70% 程度に留まり，その後，徐々に低下する．これは，末梢血中に放出された赤血球が直ちに破壊されるため 100% に到達しない状況を示す．体外測定では，骨髄（仙骨部）の計測値

は，^{59}Fe 投与後急速な上昇とそれに続く急速な下降がみられ，脾臓での赤血球の選択的破壊が起こる遺伝性球状赤血球症の場合は脾臓のみ上昇が，血管内溶血がみられる発作性夜間血色素尿症の場合には脾臓，肝臓，骨髄（仙骨部）の各部で計測値の上昇がみられる．

e. 骨髄線維症

骨髄線維症では，PID は正常より速やかで，PIT は正常ないし亢進しており，%RCU は 100% に達する．体外測定では，骨髄（仙骨部）での計測値の増減がみられないのに対し，脾臓，肝臓での計測値は，髄外造血を反映して正常な骨髄（仙骨部）に似た急激な上昇およびそれに続く減少のパターンを描く．

現在では，検査用試薬である放射性クエン酸第二鉄（^{59}Fe）の販売が中止されたため，造血機能を把握する上で非常に重要な検査の 1 つである鉄動態検査が実施できなくなっている．

2. 赤血球寿命検査（^{51}Cr 法）

赤血球は骨髄で作られ末梢血液中に放出されて体内を約 120 日間（赤血球平均生存日数）循環した後脾臓において破壊される．採血した赤血球を放射性同位元素で標識してその患者の体内に戻すと，採血した段階での個々の赤血球の寿命に従って壊され，日数の経過に伴い減少していく．この赤血球の減少を追ってその寿命を測定する検査法が赤血球寿命検査である．標識核種には放射性フルオロリン酸ジイソプロピル（diisopropylfluorophosphate：DF^{32}P）または放射性クロム酸ナトリウム（sodium chromate：Na$_2$^{51}CrO$_4$）が用いられる．

DF^{32}P は，赤血球に作用させると，赤血球の膜に結合するが，^{51}Cr は，膜を通過してヘモグロビンのグロビン（globin）に結合する．DF^{32}P での標識では，結合した膜から DF^{32}P が離れることがないため理論的な寿命を示すが，^{51}Cr で標識した場合は，1 日に約 1% の ^{51}Cr が赤血球から抜けていくため，この方法での寿命は理論的な半減期より短くなる．しかし，^{51}Cr を用いる方法は操作が簡便であり，遊離した ^{51}Cr が 3 価に変わっているため，再度循環血液中の赤血球を標

表2 赤血球寿命検査（^{51}Cr法）の操作方法

① 被検者の血液 10 mL を，滅菌 CPD 液 3 mL が入った滅菌共栓付き遠心管に採取する.

② ①に $Na_2{}^{51}CrO_4$ を 3.7〜7.4 MBq 加え，混和後 37℃で 15〜30 分インキュベートする（^{51}Cr-赤血球の作製）.

③ インキュベート終了後，未結合の ^{51}Cr を 3 価に還元する目的でアスコルビン酸 100 mg を加え 5 分静置した後再度混和する.

④ ^{51}Cr 標識赤血球 10 mL を被検者に静注する.

⑤ 静注の 10 分後，反対側の肘静脈より 3 mL ヘパリン加採血し，その 1 mL の放射能量を計測する.
　翌日からは，3 mL ヘパリン加採血してその 1 mL の放射能量を計測する（隔日か 2 回 / 週の間隔で 3 週間以上）.

⑥ 10 分後採血の後と翌日から 3 週間以上，心臓，肝臓，脾臓，骨髄（仙骨部）の体外測定（surface counting）を行う.

⑦ 静注後 10 分の血液の ^{51}Cr 計測値を 100%として翌日からの計測値の割合を算出し，縦軸を計測値の割合（%），横軸を日数として赤血球寿命曲線を描き，計測値が 50%となる日数を求める.

※ 上記の操作はすべて無菌的に行い，容器はすべて滅菌容器を用いる.

識することなく尿中に排泄されるといった利点もあり，多く利用されていた.

A. 原理

採血した患者の赤血球に放射性クロム酸ナトリウム（^{51}Cr）を加えると，^{51}Cr は 6 価の形で赤血球の膜を通過してヘモグロビンのグロビンに結合し 3 価となる.^{51}Cr で標識した赤血球を患者に静注すると，体内に戻されたその段階から次第に寿命を迎え破壊されていく.注射後と翌日からの赤血球中の ^{51}Cr 放射能量の計測値，ならびに心臓，肝臓，脾臓，骨髄（仙骨部）の ^{51}Cr 放射能量を皮膚の上から計測する体外測定を行えば，赤血球寿命の把握に加え，^{51}Cr の体内分布の推移や破壊される臓器を推定することができる.最初に投与した量の 50%になる日数を赤血球半寿命（T1/2）という.

B. 操作方法

具体的な操作方法を**表2**に示す.

C. 臨床的意義

本法での健常者の赤血球半寿命（T1/2）は 26〜34（日）である.

健常者の赤血球半寿命（T1/2）は，理論的には 60 日である.しかし，^{51}Cr 標識赤血球の場合は毎日約 1%の ^{51}Cr が赤血球から抜けていき，また，静注される標識赤血球は骨髄から放出され

た幼若な赤血球ばかりではないこともあり，本法での半寿命（T1/2）は理論値より短縮した日数を示すことになる.体外測定は，循環する血液を代表する心臓に対しての肝臓，脾臓の計測値を比で表し，健常者では肝 / 心比は 1.0 程度，脾 / 心比は 1.0〜0.8 程度である.これらの比を観察することで赤血球が破壊されている場所を推定することが可能となる.

a. 遺伝性球状赤血球症

遺伝性球状赤血球症では赤血球膜の異常による球状赤血球が選択的に脾臓に取り込まれて破壊されるため，赤血球半寿命（T1/2）は短縮し，体外測定は脾臓への放射能の集積が著明となり，脾 / 心比は 2 を超える値を示す.脾臓での計測値が著しく上昇する場合は，摘脾の根拠として重要となる.

b. 発作性夜間血色素尿症

発作性夜間血色素尿症では，発作的な溶血，特に夜間での赤血球の溶血による貧血を呈するため，赤血球半寿命（T1/2）は短縮するが，赤血球寿命曲線は多くの場合，経時的に一定の指数曲線を示さない.体外測定は，脾，肝ともに上昇し，さらに骨髄（仙骨部）においても上昇がみられるが，このことは血管内溶血の状態を把握する上で重要である.

c. 自己免疫性溶血性貧血

自己免疫性溶血性貧血は赤血球と反応する自己抗体により惹起される貧血で，赤血球半寿命（T1/2）は短縮し，体外測定は脾での計測値の上

昇が著明であり，血管外溶血の把握が可能となる．

3. 血小板寿命

　赤血球と同様の手順で血小板を放射性同位元素で標識して被検者に静注すると，体内に戻されたその段階から次第に老化して網内系で処理されていく．注射後 10，30，60，120，240 分，ならびに翌日から 1 日 1 回採血し，血小板中の放射能量の測定を行うとともに，心臓，肝臓，脾臓，骨髄（仙骨部）の放射能量を皮膚の上から計測する体外測定を行えば，血小板の寿命の把握に加え，標識した放射性同位元素の体内分布の推移や破壊される臓器を推定することができる．血小板寿命測定では，放射性クロム酸ナトリウム（^{51}Cr）あるいは放射性インジウム（^{111}In）オキシンを標識する方法があるが，^{111}In オキシンは既に入手ができなくなっている．一方，放射性同位元素を用いない方法としては，血小板の代謝産物であるマロンジアルデヒド（malondialdehyde：MDA）を測定する方法もある．

　血小板の寿命は，特発性血小板減少性紫斑病（idiopathic thrombocytopenic purpura：ITP）では著明に短縮し，体外測定は肝に比べ脾の計測値が著明に上昇する脾／肝比が 4 以上を示す脾型が多く，その場合摘脾が有効とされている．

4. ビタミン B_{12} 吸収試験
（vitamin B_{12} absorption test）

　放射性コバルト（^{57}Co または ^{58}Co）標識ビタミン B_{12}（VB_{12}，シアノコバラミン）を経口投与した後，2 時間以内に血漿や肝臓の VB_{12} 結合部位を飽和する目的で非経口的（筋肉注射）に大量（1 mg）の非放射性 VB_{12} を投与すると，吸収された放射性 Co 標識 VB_{12} は尿中に排泄される．非放射性の VB_{12} 投与後 24 時間の蓄尿を行い，尿中の放射能量を計測すれば，回腸末端から吸収された放射性 Co 標識 VB_{12} の量が把握できる．これをビタミン B_{12} 吸収試験，あるいは 1953 年に Schilling らにより報告されたことから，Schilling テスト（Schilling test）という．VB_{12} は，胃粘膜

の壁細胞から分泌される内因子と結合して VB_{12} 内因子複合体を形成し，この複合体の形で回腸末端から吸収され肝臓で貯蔵される．VB_{12} の欠乏が内因子欠如によるものか回腸末端の吸収障害によるものかの鑑別のため，^{58}Co 標識 VB_{12} と内因子を結合した ^{57}Co 標識 VB_{12} を同時に投与する二重トレーサー法（double tracer method）が用いられていた．この方法は，2 種類の放射性 Co を用いて VB_{12} のみと内因子結合 VB_{12} を同時に投与できるため，簡便でありながら内因子欠乏の鑑別が 1 回の検査で把握可能であり，有用な方法であったが，現在では検査用診断薬を入手することはできない．

　健常者での尿中排泄量は 10％以上となる．二重トレーサー法を実施した場合，内因子欠乏による VB_{12} の吸収障害（悪性貧血，胃切除例など）では，^{58}Co の尿中排泄量は 5％以下を，^{57}Co の値は 5％以上を示し，内因子欠乏状態の診断が可能となる．一方，小腸の吸収不全では，^{58}Co，^{57}Co の尿中排泄量はいずれも低値を示し鑑別が可能となる．

5. 血液量

　放射性ヨウ化ヒト血清アルブミン（^{131}I-human serum albumin：^{131}I-HSA）を静注して一定時間後に採血し，血漿中 ^{131}I の計測値から循環血漿量を，赤血球寿命測定法に準じてクロム酸ナトリウム（sodium chromate：$Na_2{}^{51}CrO_4$，^{51}Cr）で標識した赤血球を静注して一定時間後に採血し，血液中 ^{51}Cr の計測値から循環赤血球量を測定し，両者を加えたものを循環血液量とする．これは，希釈法の原理を応用したもので，静注した ^{131}I-HSA または ^{51}Cr 標識赤血球と，体内で希釈された後に採血した血漿または血液の計測値から換算してその量を推測するものである．なお，本試験のように放射性ヨウ素を用いる場合は，あらかじめルゴール液などを投与して甲状腺をブロックする必要がある．

　健常者の値は，循環血漿量 40〜50 mL/kg，循環赤血球量，男性 25〜35 mL/kg，女性 20〜30 mL/kg，循環血液量 60〜80 mL/kg である．真性多血

症（polycythemia vera）では循環赤血球量が増加し，男性では 36 mL/kg 以上，女性では 32 mL/kg 以上を示して循環血液量が増加するが，循環血漿量は変動があり一定しない．ストレス多血症（stress polycythemia）では，循環赤血球量は健常者と変わらないが，循環血漿量は減少した状態にある．

6. 脂肪吸収試験

　脂肪吸収試験（fat absorption test）は，^{131}I-トリオレイン（中性脂肪）（^{131}I-triolein）あるいは ^{131}I-オレイン酸（脂肪酸）（^{131}I-oleic acid）を投与して小腸粘膜よりの脂肪の吸収の有無を把握する検査である．あらかじめルゴール液などで甲状腺をブロックした上でいずれかを経口投与し，投与後 72 時間の蓄便，投与後 1～2 時間ごと，8 時間までの採血を行い，蓄便中・血液中の放射能量を計測して，吸収率を算出する．トリオレインは膵液中のリパーゼによって脂肪酸とモノグリセリドに分解され小腸粘膜より吸収されるが，オレイン酸はそのままで吸収されるため，脂肪の腸管吸収能の評価が可能となる．ただ，現在では検査用診断薬を入手することはできない．

　糞便中の排泄率に比べ血液中の吸収率の信頼性はやや劣る．健常者の糞便中排泄率は報告者により若干異なり，2％以下で 2～4％を境界域とする，あるいは 4％以下，などである．血液中の放射能は投与後 3～4 時間でピークに達し，10～15％を示す．小腸疾患に伴う脂肪吸収不良の場合には両者とも異常高値を示すが，膵疾患に伴う脂肪吸収不良の場合には，トリオレインの糞便中排泄率は異常高値を，オレイン酸は健常者に近い値を示し鑑別が可能となる．

7. 蛋白漏出試験

　蛋白漏出試験は，^{131}I 標識ポリビニルピロリドン（^{131}I-polyvinyl pyrrolidone：^{131}I-PVP）を静注後，消化管内への漏出を観察する検査である．PVP の平均分子量は 30,000～40,000 でありアルブミンとほぼ等しい．また，生体内では活性がなく消化酵素の作用も受けないため，消化管内へ漏出した場合そのまま便中に排泄される．

　あらかじめ，ルゴール液などで甲状腺をブロックした上で ^{131}I-PVP を静注し，静注後 96 時間の蓄便を行い，蓄便中の放射能量を計測して漏出率を算出すれば，消化管内への漏出の程度を知ることができる（別名：Gordon 試験）．

　健常者では，^{131}I-PVP の糞便中排泄率は 1.5％以下である．一方，血漿蛋白，特にアルブミンが消化管内に異常漏出し，低蛋白血症をきたす疾患である蛋白漏出性胃腸症では高値を示す．

　本検査法も ^{131}I-PVP の市販が中止されたため，現在では検査用診断薬として入手することはできない．これにかわる検査法としては，テクネチウム（^{99m}Tc）標識ヒト血清アルブミン（^{99m}Tc-HSA）を静注して腸管への漏出をシンチグラフィで撮像する方法や，塩化インジウム（^{111}InCl）を被検者の血漿に加えてトランスフェリンを標識した ^{111}In 標識トランスフェリン（^{111}In-トランスフェリン）を静注して，同様に腸管への漏出を確認する方法などがある．

（爲近美榮）

チェックリスト

□鉄欠乏貧血と再生不良性貧血における鉄動態機能検査の血漿鉄消失率の動態の相違点を説明せよ．
□赤血球寿命検査で，赤血球標識に用いる核種は何か．
□循環血液量の測定に用いる放射性医薬品は何か．

IV 試料測定法による検査

3 アイソトープを用いない *in vitro* 検査法

1. アイソトープを用いない（non-RI）イムノアッセイの利点と RIA の利点

　放射免疫測定法（radioimmunoassay：RIA）は，標識体の放射活性を検出するため，高感度測定が可能である．その反面，放射能はアイソトープの崩壊確率に基づいていることから，一定程度のばらつきは避けられない．また，アイソトープを使用することには様々な制約が課せられる．とりわけ，わが国では取扱い施設の規格が厳しく定められている上に，測定後に排出される放射性廃棄物処理も厳格に管理されなければならない．

　これらの難点を解決するため，アイソトープを用いない様々な標識を用いるイムノアッセイ（non-RI イムノアッセイ）が提唱されてきた．これらの中には測定機器や再現性の問題が普及を妨げたものも多く，現在実用に供されているものは，酵素免疫測定法（enzyme immunoassay：EIA），蛍光免疫測定法（fluoroimmunoassay：FIA），化学発光免疫測定法（chemiluminescence immunoassay：CLIA）および吸光光度測定できる金コロイド標識である．中でも EIA は，酵素反応（サイクリング）による信号増幅や，基質の選択によって吸光度測定の他に蛍光，化学・生物発光といった高感度検出が可能なことから，現在の主流をなしている．発光検出をする場合にはそれぞれ蛍光酵素免疫測定法（fluorescent enzyme immunoassay：FEIA），化学発光酵素免疫測定法（chemiluminescent enzyme immunoassay：CLEIA），生物発光酵素免疫測定法（bioluminescent enzyme immunoassay：BLEIA）とも呼ばれる．

　これら non-RI イムノアッセイの利点は，放射

能取扱いの難点を補うだけではない．RI 標識体は，抗原-抗体結合体（B），非結合体（F）のいずれもが信号を発するため，両者の区別ができず，B/F 分離が必要となる（非均一系；heterogenous assay）．これに対し non-RI 標識体では，様々な工夫によって一方のみの信号を取り出すことが可能となり，B/F 分離を必要としない均一系（homogenous assay）の構築も可能である．

　一方，RIA の利点は，観測される放射能と標識体分子数の間に一定の関係が成立することである．このため，抗原-抗体の結合定数の測定など，抗原抗体反応の解析には依然として重要な手法である．また，新しい測定系を開発する際の対照とされる場合も多い．もう 1 つの利点は，同位体を用いているため，標識抗原と非標識抗原の分子構造がほぼ同じであり，抗体と標識抗原，非標識抗原間それぞれの親和性に差がないことである．^{3}H 標識は有機化合物の構造に変化を与えないし，^{125}I 標識はペプチドが対象とされることが多く，分子の大きさから抗体との結合に対する影響は小さいといえる．これに対して酵素標識体の場合は，酵素が抗原分子に比して同等あるいはそれ以上の大きさとなる．このため抗体との親和性に非標識抗原と標識抗原で差が生じる場合がある．特に低分子（ハプテン）に対する影響は大きく，感度に影響を与える場合も知られている．

2. 酵素免疫測定法（EIA）

　抗原あるいは抗体の標識として酵素を用いる酵素免疫測定法（enzyme immunoassay：EIA）は，

表1 EIAに利用される主な標識酵素と活性の測定法

酵素	代表的な基質	検出法
ペルオキシダーゼ（HRP）	3,3',5,5'-テトラメチルベンチジン	吸光光度法
	4-ヒドロキシフェニル酢酸	蛍光光度法
	ルシゲニン誘導体	化学発光法
	ルミノール	化学発光法
β-D-ガラクトシダーゼ（β-Gal）	2-ニトロフェニルβ-D-ガラクトシド	吸光光度法
	4-メチルウンベリフェリルβ-D-ガラクトシド	蛍光光度法
	アダマンチルジオキセタン誘導体（AMPGD）	化学発光法
アルカリホスファターゼ（ALP）	4-ニトロフェニルリン酸	吸光光度法
	4-メチルウンベリフェリルリン酸	蛍光光度法
	アダマンチルジオキセタン誘導体（AMPPD）	化学発光法
	ルシゲニン	化学発光法
ルシフェラーゼ	ルシフェリン	生物発光法

RIAに代わるイムノアッセイとして現在汎用されている。標識酵素としては、西洋ワサビペルオキシダーゼ（horseradish peroxidase：HRP），β-D-ガラクトシダーゼ（β-D-galactosidase：β-Gal），アルカリホスファターゼ（alkaline phosphatase：ALP）が多用される（表1）。

検出は酵素活性を指標とするが、基質の選択により吸光光度法の他，蛍光光度法，化学発光法によるより高感度な定量が可能となる。操作・手順はRIAとほぼ同様であるが，B/F分離にはデキストラン・チャコール法は適用できず，第二抗体法や固相法が用いられる。特に抗体または抗原をマイクロプレートに固相化して行うEIAをELISA（enzyme-linked immunosorbent assay）と呼び，EIAの代名詞ともなっている。

3. 均一系酵素免疫測定法（EMIT）

均一系酵素免疫測定法（homogenous enzyme immunoassay：EMIT）は、B/F分離を必要としない均一系の免疫測定法である。商品名EMIT®（enzyme multiplied immunoassay technique）として多くの低分子化合物（ハプテン）の測定キットが市場に供されている。グルコース-6-リン酸デヒドロゲナーゼで標識されたハプテンが抗体と結合することにより、酵素活性の消失が起こる。このため、遊離型のみが酵素活性を発現することになり、抗原抗体反応後の溶液にそのまま基質を添

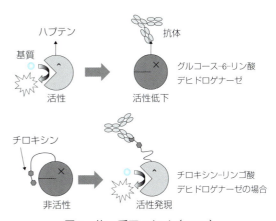

図1 均一系アッセイ（EMIT）

加して酵素活性を測定し、抗原量を求めることができる（図1上）。

チロキシン-リンゴ酸デヒドロゲナーゼ標識体の場合は、逆に結合したチロキシンが酵素の活性部位を阻害するため、遊離型では酵素活性が阻害されており、抗体が結合することによって活性が発現するので均一系アッセイが可能となる（図1下）。

4. 蛍光偏光免疫測定法（fluorescent polarization immunoassay：FPIA）

発蛍光物質で標識したハプテンに平面偏光を照射して励起させると、放出される蛍光もまた平面偏光となる。しかし、蛍光標識ハプテンは分子量

が小さく，比較的自由に回転が可能なことから，時間とともに蛍光の偏光度は減少する．これに対し，抗体が結合した標識抗原は質量が大きくなるため回転の自由度が減り，偏光度の減少も遅くなる．この差を測定することによってB/F分離をすることなく抗原量を求めることが可能となる（図2）．

5. 電気化学発光免疫測定法
　（electrochemiluminescent immunoassay：ECLIA）

化学発光は，化合物が化学反応によって生じたエネルギーによって励起されて発光するが，その多くは酸化反応である．電気化学発光は，発光化学種を電極表面で電気的に酸化することにより発光を行う．標識にはルテニウム錯体〔ルテニウム(II)トリス(ビピリジル)：$Ru(bipy)_3^{2+}$〕などが用いられる．$Ru(bipy)_3^{2+}$は，電極表面で酸化されて3価の錯体$Ru(bipy)_3^{3+}$となる．ここに，トリプロピルアミン(tripropylamin：TPA)を共存させておくと，同様に電極で酸化されてカチオンラジカルとなる．このカチオンラジカルは強い還元性を示し，$Ru(bipy)_3^{3+}$を還元するとともに620 nmの光を放出する．発光して基底状態に戻った$Ru(bipy)_3^{2+}$は再び電極によって酸化され，TPAラジカルと反応して発光する．

　この方法は，$Ru(bipy)_3^{2+}$の電極による酸化とTPAラジカルによる還元がサイクリングしており，fmolレベルの高感度検出が可能である．さらに，反応は電極表面より数μmの範囲でのみ可能であることから，抗原あるいは抗体を磁性粒子に固定化し，磁石によって電極表面に吸引することにより結合型に由来する信号のみを検出でき，均一系アッセイが可能となる（図3）．

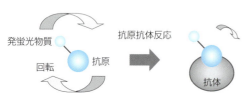

図2　FPIA

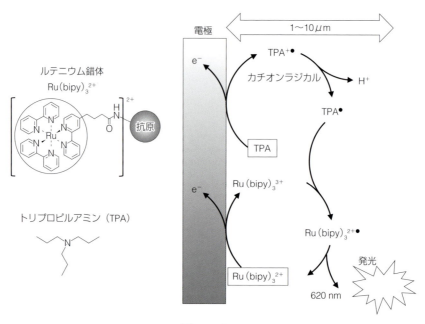

図3　ECLIA

6. LOCI

Luminescent oxygen channeling immunoassay（LOCI）は，一重項酸素の強い酸化力を利用する化学発光免疫測定法である．一重項酸素を発生する励起ビーズ（sensitizer）と化学発光物質を含有する発光ビーズ（chemiluminescer），2種のビーズが必要となる．直径200 nm 程度の各ビーズ表面には，それぞれ測定対象抗原の異なるエピトープに対する抗体が結合されている．

励起ビーズである sensitizer には青色色素であるフタロシアニンが封入されており，680 nm の光を照射すると励起して，基底状態に戻る際に一重項酸素を発生する．一重項酸素には空軌道が存在し，強力な酸化剤として作用するが，半減期が 4μ 秒と短寿命であり，一瞬で通常の電子配置を持った酸素原子（三重項酸素）に戻る（図4）．この間に一重項酸素が到達する距離は約 200 nm でしかなく，近接した物質しか酸化することができない．

発光ビーズである chemiluminescer にはオレフィン化合物とユーロピウム錯体が封入されている．一重項酸素によってオレフィン化合物が酸化されて発光し，そのエネルギーがユーロピウム錯体に伝達されて 612 nm の光が発せられる．

測定対象抗原が存在すると，それぞれの粒子表面に結合した抗体が異なるエピトープに結合し，sensitizer と chemiluminescer が近接する．ここに 680 nm の光を照射すると，一重項酸素を介した酸化反応が起こり，ユーロピウム錯体が発光するので 612 nm で検出を行う（図5）．対象抗原が

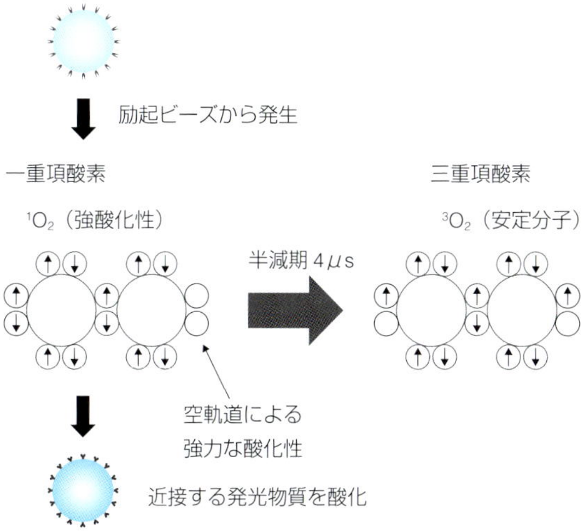

図4 一重項酸素の電子配置

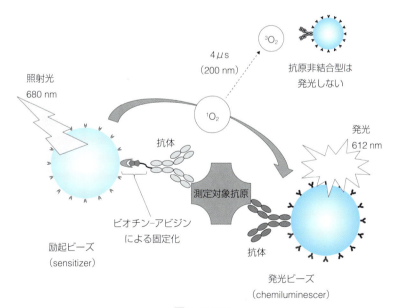

図5 LOCI

存在しない場合は2つのビーズが離れた状態にあるので612 nmの発光は起こらず，抗原量に依存した発光強度が得られる.

この方法では，測定対象抗原を介して2種のビーズが近接した場合のみ発光が起こるのでB/F分離を行うことなく均一系のアッセイが可能である. さらに，680 nmの励起光を繰り返し照射すれば，放出される612 nmの光強度を積算して信号増幅が可能であり，fmol～amolレベルの高感度な検出ができる. 操作ステップが少なく短時間で測定が終了する利点も有している. ハプテンにも適用可能である.

（丹羽俊文）

チェックリスト

☐ non-RIイムノアッセイの利点とRIAの利点について，それぞれ簡単に説明せよ.

☐ EIAとRIAとの相違点をあげよ.

☐ 電気化学発光と化学発光における発光方法の相違点を説明せよ.

☐ LOCIの測定原理を簡単に説明せよ.

演習問題 （正解と解説は 124 頁）

以下の文章で**誤っているところ**に下線を引き，正しく直しなさい.

a　RIA と IRMA の共通点は，競合反応を利用する検査法である点である.

b　RIA と CPBA の相違点は，競合反応の対象が RIA では特異的結合蛋白，CPBA では組織受容体である点である.

c　RRA に適した標識方法は，クロラミン T 法である.

d　鉄欠乏性貧血の患者に鉄動態検査を行った場合，血漿鉄消失時間（PID）は延長し，赤血球鉄利用率（％RCU）は低値を示す.

e　遺伝性球状赤血球症の患者に赤血球寿命（^{51}Cr 法）検査を行った場合，赤血球半寿命は延長し，体外測定では肝臓への放射能の集積が著明となる.

f　ELISA のような固相法では，B/F 分離を必要としない.

g　FPIA では，測定対象の量に応じて蛍光強度が変化する.

h　LOCI は，励起光を照射して発光強度を観測する蛍光免疫測定法の一種である.

V 体外測定法による検査

1　検査の種類

1. 検査の種類，測定機器，核医学画像

　体外測定法とは，非密封の放射性医薬品を体内に投与し，体内から放出される放射線を体外から計測する方法である．対象となる放射線は特別な場合を除きγ線である．

　体外測定法による検査は，その目的や方法などから，シンチグラフィ，動態機能検査，摂取率測定に分類される．

　シンチグラフィは，目的組織や臓器に親和性がある放射性医薬品を投与し，放射線を体外から測定することによって放射能分布を画像として表す方法である．目的臓器の位置，形態，大きさ，病巣の状態などの形態的な情報だけでなく，放射能の経時的推移を測定すれば目的臓器の動態機能的な情報も得ることができる．シンチグラフィは体外測定検査の中でもその頻度が高い．シンチグラフィで得られた像をシンチグラムと呼び，病巣を陽性像（異常集積像）または陰性像（欠損像）として描出する．陽性像では放射性医薬品が病巣に強く集積する．陰性像では正常組織に取り込まれる放射性医薬品が使用された場合，病巣が欠損像として描画される．

　測定装置としてはシンチスキャナもあるが，昨今はシンチカメラ，single photon emission computed tomography（SPECT）や positron emission tomography（PET）が多く用いられている（32頁参照）．

　動態機能検査は，投与された放射性医薬品の目的臓器における放射能の経時的変化を体外から測定することにより，その臓器の摂取，排泄，代謝，生理等の機能を知る方法である．測定装置としては指向性のシンチレーションカウンタや近年

はシンチカメラの使用が多くなっている．撮影データをコンピュータで解析し，一定時間（秒～時間）ごとの経時的な動態をイメージ（画像）として表す方法（動態シンチグラフィ）や，連続的な放射能の経時変化（時間放射能曲線）として表す方法がある．臓器全体に限らず，臓器内の目的部位に関心領域（region of interest：ROI）を設定して局所的な動態解析をすることも可能である．動態機能検査には レノグラフィ（腎動態シンチグラフィ），心血管動態（心プールシンチグラフィ），脳循環（脳血流シンチグラフィ）などがある．

　摂取率測定は，投与された放射性医薬品の目的臓器への摂取率を測定することで機能を知る方法である．指向性のシンチレーション測定器で測定するが，近年はシンチカメラを使用することが多くなってきた．検査としては甲状腺ヨード摂取率測定などがある．

　体外測定法による検査では画像を用いることが多く，体外測定検査で得られた画像を核医学画像と呼ぶ．また，測定機器としては，シンチカメラ，SPECT，PET などの使用が多い．近年は診断の精度を高めるために，SPECT は SPECT/CT（33頁，図3参照），PET は PET/CT（36頁，図9参照）などの複合機への移行が進んでいる．SPECT/CT，PET/CT は，ともに X 線 CT の一体型で，形態と機能の融合画像が得られる（**図1下段**，**図2右C**）．また SPECT などは，例えば PET/MRI あるいは半導体検出器を搭載した心筋 SPECT の専用機（**図3**）として開発され，その臨床応用が進んでいる．

　臨床検査としての画像検査には，核医学画像以

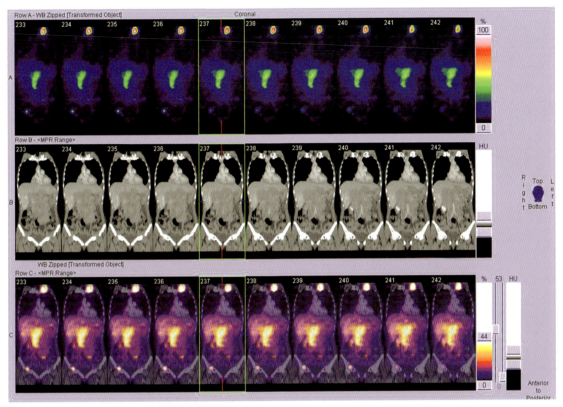

図1 悪性リンパ腫の SPECT/CT 画像（胸腹部の冠状断像）
上段；SPECT 像，中段；X 線 CT 像，下段；融合画像
集積部位（黄～赤の部分）が SPECT だけでは場所が曖昧だが，X 線 CT 像と重ねることで場所と腫瘍の活動範囲が明確になる．

A　CT 画像　　　　B　PET 画像　　　　C　CT と PET の画像を融合したフュージョン画像

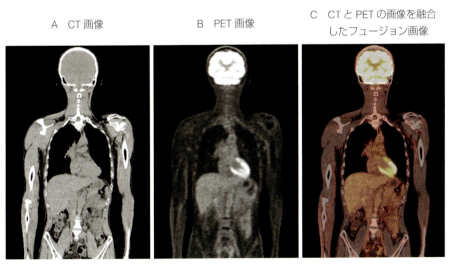

図2　^{18}F-FDG による PET/CT 画像
融合（フュージョン）画像は，CT の形態情報と PET の機能情報の優れた特徴を合わせ持つ．

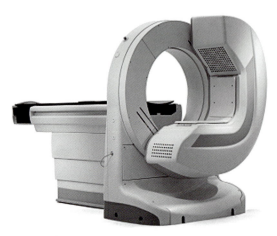

図3　心臓用半導体SPECT専用機「Discovery NM530c」
　　（GEヘルスケア・ジャパン）

外にもX線像（単純, 造影），超音波画像，核磁気共鳴画像などが知られているが，診断・治療のための検査においては，それぞれの特徴を生かし，それらを適切に選択し組み合わせするなどして有効に役立てていくことが大切である．

2. 核医学画像の撮像方法

　核医学画像の撮像方法における代表的な収集法としては，静態画像収集法，動態画像収集法，SPECT収集法やPET収集法がある．その他にも全身画像収集法，心電図同期画像収集法などがある．

　静態画像収集法は，検出器を胸部などの目的部位に近接して画像収集を行う方法であり，スポット撮像ともいわれる．画像収集は，収集時間や総計数を設定して行うプリセットタイム方式およびプリセットカウント方式で行われている．画像は，プリセット内の放射性医薬品の体内分布を捉えたものとなる．画像マトリックスは，256×256，512×512，1024×1024が用いられる．

　動態画像収集法は，体内の放射性医薬品分布の経時的変化を連続的に二次元画像として，決められた収集時間内に，例えば1枚／秒や1枚／2秒ごとに収集する方式である．1枚ごとの収集時間は，目的に応じて変更される．収集マトリックスは，計数が低くならないように64×64，128×128が用いられる．代表的な動態画像の検査部位としては，腎臓レノグラフィ，肝アシアロシンチグラフィ，唾液腺シンチグラフィ，心プールシンチグラフィのファーストパス法などがある．これらの検査では，動態画像から時間放射能曲線（time activity curve：TAC）などを作成し解析処理が行われる．

（河村誠治）

チェックリスト

□動態機能検査の代表的検査名を3つあげよ．
□甲状腺への放射性ヨウ素の摂取率測定を行う目的は何か．
□核医学検査における代表的撮像方法を3つ以上あげよ．

V 体外測定法による検査

2 臓器別の主な検査

1. 脳・神経系

A. 脳血流シンチグラフィ（脳血流 SPECT）（図 1）

^{123}I-IMP（N-isopropyl-p-iodoamphetamine, 222 MBq, ^{99m}Tc-ECD（ethyl cysteinate dimer, 600〜740 MBq）または ^{99m}Tc-HMPAO（hexamethyl-propyleneamine oxime, 740 MBq）を静脈投与する. また, ^{123}I-iomazenil（イオマゼニル, 167〜222 MBq）は中枢性ベンゾジアゼピン受容体シンチグラフィとして, てんかん焦点検出に用いられる. ^{81m}Kr ガスを用いる検査は少ないが行われている. ^{133}Xe ガスは, 初期の脳 SPECT でよく用いられた.

^{123}I-IMP は, 中性の脂溶性化合物であり, 静脈投与後は肺および血液脳関門を通過して脳組織へ取り込まれる. 脳組織へは拡散と受容体結合を介して分布する. ^{99m}Tc-ECD と ^{99m}Tc-HMPAO は, 中性で脂溶性であり静脈投与後は血液脳関門を通過して脳組織へ取り込まれる. その後, 代謝により血液脳関門通過性を失い脳内にとどまる.

a. 検査方法

^{123}I-IMP を用いた場合, ^{123}I の甲状腺への集積ブロックを行うため無機ヨウ素を用いた前処置が必要となる. ^{123}I-IMP の静脈投与を安静仰臥位閉眼で行い SPECT 撮像の中心時間が 20〜30 分になるよう施行する. また ^{123}I-IMP の脳内分布は経時的に変化するため 60 分以内の撮像終了が推奨される. ^{99m}Tc-ECD と ^{99m}Tc-HMPAO は, 投与 5 分後から撮像可能である. ^{81m}Kr ガスと ^{133}Xe ガスは, 投与直後から撮像可能である.

b. 脳血流画像統計解析

従来, 脳血流画像の診断は視覚的評価や ROI（region of interest）値を用いて行われてきたが, 読影者の経験年数の差が診断結果に影響を及ぼすとの報告がある. 対処として, コンピュータで脳血流画像情報および統計学的手法を用いて自動的に脳血流低下や亢進部位を解析し, 医師の診断補助を行う方法が開発され, 進歩発展した. 統計学的手法を用いることで, 認知症などの診断を行う上で重要な脳血流の軽度変化を検出することが可能である. 統計学的手法を用いたソフトウェアとして SPM（statistical parametric mapping）, 3D-SSP（3-dimensional stereotactic surface projection, NEUROSTAT）があげられる. わが国では eZIS（easy Z-score imaging system）, iSSP（iNEUROSTAT）が広く用いられている.

臨床的意義

脳血流シンチグラフィの利点は, 急性期や一過性脳虚血発作などの脳血管障害において脳組織全体の脳血流画像および局所脳血流値が得られることである. これにより一過性脳虚血発作における虚血範囲の把握や急性期の脳血管障害で低下した局所脳血流の把握が可能で治療方針の決定に重要な指針を与えている. また脳血流シンチグラフィにアセタゾラミド（ダイアモックス®）負荷を組み合わせることで脳血管予備能の評価が可能となる. さらに Alzheimer 病や Lewy 小体型認知症などの認知症, 変性疾患の鑑別, てんかんの焦点決定（発作時は血流増加, 非発作時は血流低下）などに有用である.

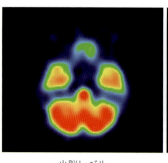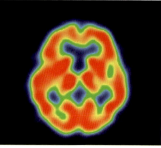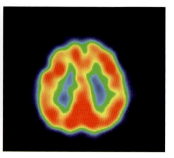

| 小脳レベル | 大脳基底核レベル | 頭頂レベル |

図1 ^{123}I-IMP による脳血流シンチグラフィ
異常な脳血流の低下は認められない（ほぼ正常）．

B. 脳脊髄腔シンチグラフィ

^{111}In-DTPA（diethylene triamine penta-acetic acid）を腰椎穿刺により脊髄腔内投与して行う．^{111}In-DTPA は，髄液の流れに従って脊髄腔内を上行し拡散する．橋槽，シルビウス槽，大脳縦裂，大槽などを経た後，大脳表面に達しクモ膜絨毛に吸収される．放射性医薬品投与後，1, 3, 6, 24, 48, 74 時間まで経時的に撮像を行う．

臨床的意義

正常では，投与 3 時間後で脳底クモ膜下槽に達し，3〜6 時間で大脳半球間裂およびシルビウス裂に左右対照な分布画像が得られる．正常では 24 時間後に上矢状静脈洞に集まり 48 時間後に消失する．正常圧水頭症では 48 時間後も残存する．本検査の適応は，水頭症，脳脊髄液漏，脳脊髄液短絡術後症，クモ膜下腔ブロック，髄液漏，老人性痴呆などである．一方，頭蓋内圧亢進があり乳頭浮腫や後頭蓋窩の腫瘍が疑われる被検者は脳ヘルニアを起こす可能性があり，放射性医薬品投与は禁忌である．

C. PET を用いた脳糖代謝および脳循環代謝

脳糖代謝では ^{18}F-FDG（fluorodeoxyglucose，静脈投与），脳循環代謝では $C^{15}O_2$（脳血流量，吸入），$H_2^{15}O$（脳血流量，静脈投与），$^{15}O_2$（脳酸素代謝，吸入），$C^{15}O$（脳血液量，吸入）が用いられている．^{18}F-FDG は，ブドウ糖と同様の機序で脳組織に移行し蓄積する．$C^{15}O_2$ を吸入すると肺で $H_2^{15}O$ となり脳に運ばれ脳実質に拡散する．$H_2^{15}O$ は静脈投与で脳に運ばれ脳実質に拡散する．$^{15}O_2$ は吸入で血中ヘモグロビンと結合して脳に取り込まれる．$C^{15}O$ は吸入で血中ヘモグロビンと強く結合して 2〜5 分で平衡状態となる．

^{15}O 脳血流定量法では，脳血流量（cerebral blood flow : CBF），脳酸素消費量（cerebral metabolic rate of oxygen : CMRO$_2$），脳酸素摂取率（cerebral metabolic rate of oxygen : OEF），脳血液量（cerebral blood volume : CBV）の算出および画像化が行われる．健常者の脳血流量は 40〜50 mL/分/100 mL，酸素消費量は 3〜4 mL/分/100 mL，酸素摂取率は約 40%，脳血液量は約 4 mL/分/100 mL である．PET においても脳血流画像統計解析法はよく用いられている．

臨床的意義

^{15}O-ガスを用いた脳血管障害の検査と ^{18}F-FDG を用いた脳腫瘍およびてんかんの検査が保険診療で認められている．また Alzheimer 病や Lewy 小体型認知症などでは糖代謝の低下が血流低下より大きく早期診断に有用性を発揮すると考えられている．てんかんの焦点検出などにも有用性を発揮する可能性がある．

2. 内分泌系

A. 甲状腺摂取率測定および甲状腺シンチグラフィ

甲状腺は，血中のヨウ素イオンを取り込み，有

機化して甲状腺ホルモン（トリヨードサイロニン：T_3，サイロキシン：T_4）を合成し血中に分泌する．放射性ヨウ素も同様の集積機序を示すため，血中甲状腺ホルモンが異常高値，異常低値を呈する患者において甲状腺の放射性ヨウ素摂取率を調べることは病態の定量的な把握を可能とする．また甲状腺シンチグラフィで画像を得ることで視覚的評価も可能となる．

a. ヨウ化ナトリウムカプセル（Na^{123}I）を用いる方法（図2）

近年は，甲状腺摂取率測定と甲状腺シンチグラフィをSPECTの検出器を用いて同時に行うことが多い．

^{123}Iをヨウ化ナトリウム（Na^{123}I）カプセルとして3.7 MBq（摂取率測定用の試料標準線源と合わせて7.4 MBq）経口投与する．初期には^{131}Iを用いた時期もあるが，β線放出核種のため被ばく線量が大きいことおよびγ線エネルギーが365 keVと高く画質も^{123}Iと比較して劣るため，^{131}Iは甲状腺機能亢進症と甲状腺癌の内用療法などに用いられている．正確な摂取率測定を行うために，経口投与したものと同じ試料標準線源（3.7 MBq）とプラスチック製頸部ファントムを用いて被検者と同様の幾何学的条件で撮像することが可能となる．

被検者の甲状腺測定値をP_C，標準線源測定値をS_C，被検者およびファントムのバックグラウンドをP_B，S_Bとすると，患者の甲状腺ヨウ素摂取率PU（%）は次式で算出される．

$$PU（\%）=\frac{P_C-P_B}{S_C-S_B}\times100$$

24時間摂取率の正常値は約10〜40%であるが，検査前のヨウ素摂取状態が測定値に影響を及ぼすため検査前1〜2週間はヨウ素を多く含む海藻類（コンブ，ワカメなど）の禁止などヨウ素を制限した食事を摂取する．ヨウ素を含む食物やヨウ素剤（ルゴールなど），X線用ヨード系造影剤などのヨウ素含有薬剤および抗甲状腺剤や甲状腺ホルモン剤の服用も摂取率に影響する．摂取率の測定は，3，6，24時間で行われ3時間摂取率は捕獲

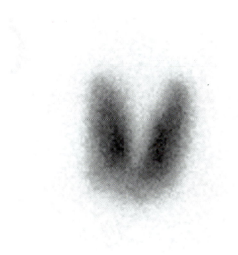

図2 Na^{123}Iカプセルによる甲状腺シンチグラフィ
カプセルを経口投与して24時間後の画像．甲状腺ヨウ素摂取率は約38%であり，ほぼ正常範囲である．

能を，24時間摂取率はホルモン合成能を表す．

妊婦および授乳中の婦人は，胎児や乳児の甲状腺被ばくが生じるため放射性ヨウ素の投与は原則禁忌である．

b. 過テクネチウム酸（^{99m}TcO$_4^-$）を用いる方法

甲状腺は，^{99m}TcO$_4^-$（pertechnetate）に対しても捕獲能を有する．74〜148 MBqを静脈投与し，30分後に撮像し摂取率を求める．^{99m}TcO$_4^-$は，ヨウ素と類似した機序で甲状腺に取り込まれ，摂取率は一般的に放射性ヨウ素摂取率とよく相関し正常値は約0.4〜4.0%である．本検査の利点は，ヨウ素制限が不要かつ短時間で施行でき，画質が良いことである．

臨床的意義

甲状腺摂取率測定は，Basedow病や亜急性甲状腺炎などの鑑別に有用性を示す．亜急性甲状腺炎では集積がほとんどないことで鑑別が行われる．両者の血中ホルモン値や臨床症状は類似しており，摂取率はBasedow病が高値を破壊性甲状腺中毒症では著明な低値を示す．両者は治療法が異なるため甲状腺摂取率を用いた鑑別は有用かつ重要である．

シンチグラフィは，甲状腺の大きさ，形態，位

置の把握および良性，悪性を含む甲状腺腫瘍，慢性甲状腺炎，異所性甲状腺などの診断に有用である．甲状腺腫瘍は陰性像（欠損像）として描出される．また甲状腺画像の面積から甲状腺重量を推定し，その値を^{131}Iによる甲状腺機能亢進症の治療を行うための投与量決定に用いる．

B. 副甲状腺シンチグラフィ（図3）

^{99m}TcO$_4^-$（185 MBq），^{201}TlCl（thallium chloride, 74 MBq），^{99m}Tc-MIBI（methoxy isobutyl isonitrile, 555〜740 MBq）などの静脈投与が行われる．副甲状腺は，甲状腺の上極および下極に合計4個存在し，PTHを産生して血中カルシウム濃度を上昇させる．^{99m}TcO$_4^-$は甲状腺のみに取り込まれ，^{201}TlClは甲状腺と副甲状腺の両者に取り込まれる．この機序を利用して^{201}TlCl画像から^{99m}TcO$_4^-$画像のサブトラクションを行うことで機能亢進状態の副甲状腺が描出される．

^{99m}Tc-MIBIは，脂溶性化合物で受動拡散により細胞内に取り込まれミトコンドリアの豊富な腫瘍を陽性描出する．近年は^{99m}Tc-MIBIを用いた検査が多くなっている．^{99m}Tc-MIBIは，投与後早期には甲状腺，心筋，肝臓，腎臓，骨格筋に高集積を示し，後期像では甲状腺，腎臓からの洗い出しが進む．^{99m}Tc-MIBIは，副甲状腺腫や異所性副甲状腺腫の描出に優れており早期の集積と後期の洗い出しの解析を行うことで抗癌剤感受性の予測が行われる．

C. 副腎皮質シンチグラフィ

^{131}I-adosterol（アドステロール，18.5〜37 MBq）が静脈投与され7日後に検査が行われる．甲状腺の被ばく軽減のため投与前日から7日後までヨウ化カリウムまたはルゴール液の服用を実施する．また，撮像前日には下剤の投与または浣腸を行い腸管内放射性医薬品の排泄を行う．ステロイドホルモンは副腎皮質ホルモンの前駆物質であるコレステロールから合成される．^{131}I-アドステロールは，コレステロール類似物質であるため副腎皮質細胞に取り込まれる．これにより，原発性アルドステロン症やCushing症候群が左右どちら側か

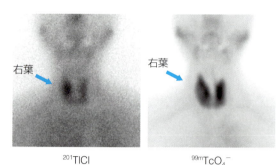

図3 甲状腺，副甲状腺シンチグラフィ
^{201}TlClと^{99m}TcO$_4^-$の両検査を実施．甲状腺の右葉がやや腫大しており，^{99m}TcO$_4^-$では右葉内部の集積が低下している．

の診断が行われ腺腫は陽性描画される．

D. 副腎髄質シンチグラフィ

^{131}I-MIBG（metaiodobenzylguanidine, 20 MBq），^{123}I-MIBGでは200〜400 MBqが静脈投与される．甲状腺被ばく軽減のためにルゴール液またはヨウ化カリウムの服用をMIBG投与3日前より撮影終了まで実施する．^{131}I-MIBGを20 MBq投与の場合は，48〜72時間後に撮像する．MIBGは，副腎髄質で産生されるエピネフリン，ノルエピネフリンなどのカテコールアミンに類似した物質である．カテコールアミンを分泌する褐色細胞腫，神経芽腫を陽性像として描出し，特に褐色細胞腫に強く集積し，副腎外などの異所性の場合にも有用性を示す．

3. 呼吸器系
A. 肺血流シンチグラフィ（図4）

^{99m}Tc-MAA（大凝集アルブミン，macroaggregated human serum albumin），^{133}Xeガス，^{81m}Krガス，^{99m}Tcガスなどがあげられる．^{99m}Tc-MAA（148 MBq）を用いた肺血流シンチグラフィは，肺の毛細血管の径（6〜10 μm）より大きい粒子状放射性医薬品（10〜50 μm）を仰臥位で静脈投与することで，肺に一時的な塞栓を生じさせ肺動脈血流の分布状態を画像化する手法で投与直後より検査可能となる．塞栓の割合は肺の毛細血管全体の約0.1%にすぎないことおよび短時間で消失するので問題にならないとされている．投与時にMAA

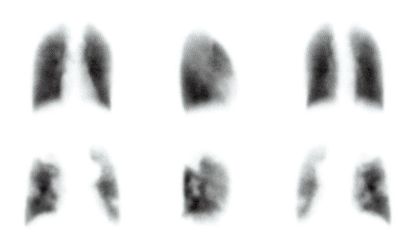

正面　　　　　　右側面　　　　　　背面

図4　^{99m}Tc-MAA による肺血流シンチグラフィ
上段：肺野に明らかな集積低下が認められない（ほぼ正常）．
下段：両側の肺野にびまん性の集積低下・欠損が多発している（肺血栓塞栓，もしくは腫瘍栓の疑い）．

粒子が凝集した状態での投与は画像にアーチファクト（陽性像の固まり）が描出することがあるので，投与前には ^{99m}Tc-MAA をよく振盪する必要がある．また ^{99m}Tc-MAA の分布は投与方法によって画像に影響し，仰臥位投与では背側，座位での投与は下肺の集積が高くなる．

臨床的意義

　本検査の適応は，急性肺塞栓症，慢性閉塞性肺疾患，肺高血圧症，大動脈炎症候群（高安病），先天性肺血管異常，右左シャントなどである．肺血栓塞栓症は，血栓や脂肪塊が肺動脈を閉塞し発症する．近年，肺血栓塞栓症は増加傾向にあり致命的となる場合もあり早期診断がきわめて重要である．肺血流シンチグラフィは，肺血栓塞栓症の診断において有用であるが，慢性閉塞性肺疾患と肺塞栓との鑑別には肺換気シンチグラフィが役立つ．換気が正常で血流欠損の場合には，肺塞栓が疑われる．これまで肺血栓塞栓症の診断は，肺血流シンチグラフィが第1選択であったが，近年は CT による造影 CT の施行が多くなってきている．その他，肺血流シンチグラフィでは大動脈炎症候群（高安病）などの肺動脈狭窄の状態を知ることができる．右左シャント疾患の場合は，全身撮像を行い肺外集積（A）と肺集積（B）のカウント比よりシャント率〔(A−B)／A〕を計算し，10％以上の場合は陽性となる．

4. 循環器系

A. 心筋血流シンチグラフィ（心筋血流 SPECT）

　^{99m}Tc-MIBI（555〜740 MBq），^{99m}Tc-TF（tetrofosmin，555〜740 MBq），^{201}TlCl（74〜111 MBq）を静脈投与して行う．

　^{99m}Tc-MIBI と ^{99m}Tc-TF は，脂溶性化合物であり受動拡散により心筋細胞に取り込まれる．^{99m}Tc-MIBI，^{99m}Tc-TF の心筋抽出率は，それぞれ約68％，約54％で，^{201}TlCl の約85％に比較すると低いが，心筋停留性は高い．^{99m}Tc は，半減期6時間と短いため投与量を多くすることが可能で，γ線エネルギーも 140 keV と NaI（Tl）シンチレータに適しており，高画質の心筋血流画像を得ることができる．^{99m}Tc 製剤は，投与量を高めることでファーストパス法および心電図同期 SPECT による心機能評価も可能であるが，^{201}TlCl

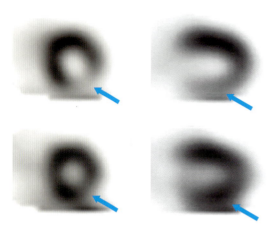

短軸断層像　　　　　長軸垂直断層像
（左心室の輪切り像）　（左心室の立て切り像）

図5　²⁰¹TlClによる負荷心筋血流シンチグラフィ
上段：負荷後の画像で，矢印の部分に集積低下が認められる．
下段：負荷後4時間の画像で，矢印の部分に再分布現象を認める（虚血性心疾患の疑い）．

と異なり，検査可能時間内の血流分布がほとんど変化しないため，負荷時と安静時の2回投与が必要である．一方，⁹⁹ᵐTc-MIBI，⁹⁹ᵐTc-TFの問題点として，両者とも肝臓排泄性であるため投与後早い時期に心筋が肝臓放射能の影響を受け，画像にアーチファクトが発生する可能性があげられる．

²⁰¹TlClのTl⁺は，K⁺と同様の生態内挙動を示し，Na⁺-K⁺ pumpにより心筋細胞内に能動的に取り込まれ，梗塞巣は欠損，虚血部は低下像となり心筋血流をよく反映した画像が得られる．

²⁰¹TlClは，投与量の約4.4％が心筋細胞に取り込まれ，その後，経時的に血中へ洗い出される．早期像（投与後5～10分）は静注時の血流を，後期像（投与後3～4時間）は心筋のviabilityを描出する．また²⁰¹TlClは，腎排泄性であるため肝臓集積は低く心筋は肝臓放射能の影響を受けにくい．

a. 虚血心筋などの描出のための負荷検査（図5）

冠動脈狭窄が90％以上では血流異常として検出され，90％以下では異常を検出できにくいため，異常の検出には安静時と負荷時の検査を行う必要

がある．そのため⁹⁹ᵐTc-MIBIと⁹⁹ᵐTc-TFでは，虚血心筋の状態検出には安静時と負荷時で放射性医薬品の2回投与行い，それぞれの検査が必要となる．

²⁰¹TlClの画像は，正常心筋や虚血心筋および梗塞心筋で放射性医薬品の微妙な取り込みの差や洗い出しの違いを画像として描出できる．²⁰¹TlClでは虚血心筋において負荷検査で描出された血流低下が負荷検査後の3～4時間で消失する．これは心筋のviabilityを示している．

負荷検査には運動負荷と薬物負荷の2方法があり，運動負荷にはエルゴメータやトレッドミルが用いられる．両方法とも負荷を徐々に増加し目標ポイントに達した時点で放射性医薬品を静脈投与する．薬物負荷には，アデノシン，ジピリダモール，ドブタミンなどが用いられる．アデノシンおよびジピリダモールは正常冠動脈拡張，ドブタミンは心筋酸素消費量増加の作用がある．これらの作用で正常冠動脈は狭窄部位と比較して血流が増加する．

b. 心筋血流SPECT画像および解析方法

現状の心筋血流SPCET画像の診断は，短軸断層像（short axis），垂直長軸断層像（vertical long axis），水平長軸断層像（horizontal long axis）診断を用いて行われることがほとんどである．また短軸断層像を同心円状に配列作図した極座標表示（Bull's eye, polar map）を用いて血流低下部位の把握が行われる．その他の評価方法として展開図表示やcircumferential profile analysisおよび洗い出し率（washout rate：WR），心筋血流増加率が利用されている．この中で，WRはよく用いられており，次式で算出され冠動脈の狭窄部位では血流低下部位でWR低下が認められる．

$$WR(\%) = \frac{負荷時カウント - 安静時カウント}{負荷時カウント} \times 100$$

心筋のSPECT検査を行う際に，心電図同期を行うことで心筋の血流情報や左室内腔容積，駆出率，心筋壁厚，壁運動などを得ることが可能であり，近年は心電図同期SPECTとして広く行われている．心電図同期SPECT解析処理ソフトウ

ェアとして QGS，EC Toolbox，p-FAST などが知られており，QGS や EC Toolbox がよく用いられている．

また，近年の画像処理技術の各段の進歩により，心筋 SPECT 画像と冠動脈 CT 画像の画像重ね合わせ（フュージョン）をすることで虚血部位の責任冠状動脈および虚血部位をより正確に把握することが可能となった．

臨床的意義

心筋血流シンチグラフィは心筋梗塞や狭心症などの診断に用いられており，心筋梗塞巣は安静時と負荷時の両方で欠損を示す．画像の解像度はCT や MRI より劣っているが，心筋 SPECT 画像は細胞レベルで病変の部位および範囲を示しており極めて有用な情報を得ることができる．狭心症では安静時には虚血を示さないことが多いので，運動負荷または前述のアデノシンなどの薬物負荷により虚血を誘発し検査が行われる．循環器核医学において心筋 SPECT や心電図同期心筋SPECT は，必須かつ重要な検査となっている．

B. 心筋梗塞シンチグラフィ

^{99m}Tc-PYP（ピロリン酸，pyrophosphate，740 MBq）を静脈投与する．^{99m}Tc-PYP はピロリン酸ともいわれる．^{99m}Tc-PYP は，障害心筋に集積し陽性像を呈する．壊死心筋細胞では，カルシウムイオン透過性が亢進し，心筋細胞内のミトコンドリアにカルシウムがハイドロキシアパタイトとして沈着する．ハイドロキシアパタイトと^{99m}Tc-PYP の結合が集積機序であるため，梗塞領域においても若干の血流が必要である．放射性医薬品投与後の 3〜4 時間後に静態画像と SPECT画像を撮像する．

臨床的意義

正常心筋には集積はみられない．心筋梗塞の急性期から亜急性期に集積し発症 12 時間後から陽性となり，1〜3 日後には集積が最も高くなり 1〜2 週間後には低下する．完全な梗塞部は欠損となる．

C. 心筋脂肪酸代謝シンチグラフィ

^{123}I-BMIPP（β-methyl iodophenyl pentadeca-noic acid，111〜148 MBq）を静脈投与する．安静空腹時の心筋は，エネルギー源の約 67％を脂肪酸の β 酸化に依存し，他にはブドウ糖を利用している．脂肪酸代謝はブドウ糖代謝の約 6 倍とエネルギー効率が良いが，酸素を必要とし心筋が虚血や低酸素状態で障害される．心筋脂肪酸代謝の画像は，虚血心筋の初期状態を検討する上で非常に重要である．心筋集積率は約 5％と ^{201}Tl（約 4.4％）に比べて高く，肝臓からの洗い出しは早い．撮像は，放射性医薬品投与 15〜30 分後に早期像の撮像を行い，3〜4 時間後に後期像の撮像を行う．

臨床的意義

正常心筋では，^{123}I-BMIPP は左心室心筋に均一に集積する．虚血性心疾患の梗塞部や虚血部では欠損を示すことが多いが，急性心筋梗塞や不安定狭心症では血流低下部位と比較して広範囲で欠損を示す．これは虚血で障害を受けた心筋は生存しているが，脂肪酸代謝の障害状態の画像と考えられている．心筋細胞の viability が継続すれば^{123}I-BMIPP の欠損は徐々に縮小する．また肥大型心筋症では，血流低下でない部位でも欠損を示す場合がみられ障害心筋の早期診断が可能である．

D. 心筋交感神経機能シンチグラフィ

^{123}I-MIBG（111 MBq）を静脈投与する．本製剤は，投与後早期に心筋へ集積するが，ほとんどは肝臓に取り込まれ，心筋集積率は 1〜3％と，^{201}Tlと比較して低い．^{123}I-MIBG は，ノルアドレナリンの誘導体でありノルアドレナリンと同様に能動輸送である uptake-1 により神経末端に取り込まれ放出される．正常心筋には ^{123}I-MIBG が集積するが，障害心筋では交感神経機能の低下や除神経状態で集積低下や欠損を示す．したがって，^{123}I-MIBG の分布および時間的変化を画像化することで心臓交感神経機能の評価が可能となる．撮像は，RI 投与 15〜20 分後に早期像を，3〜4 時間後に後期像を撮像する．^{123}I-MIBG の心筋への集積程度を表す指標として H/M 比がよく利用され，静

態像の心筋と縦隔に ROI を設定して，それぞれのカウントから心筋／縦隔摂取比（heart/mediastinum ratio：H/M 比）を算出する．

また本検査では洗い出し率も次式により算出され利用される．

$$\text{洗い出し率（\%）}=\frac{\text{早期心筋カウント－後期心筋カウント}}{\text{早期心筋カウント}}\times100$$

臨床的意義

正常心筋の H/M 比は 2〜3 を示す．下後壁は正常でも低い集積を示し，心筋からの洗い出しはほとんどみられない．虚血性心疾患の心筋梗塞部位における除神経領域では欠損像を呈する．心筋梗塞の再還流領域では，血流は回復しているが ^{123}I-MIBG の集積しない領域を，除神経されているが細胞は生存して viable と評価できる．不安定狭心症では，^{123}I-MIBG による虚血の検出が有用である．過去に一定以上の虚血状態となった場合，長時間にわたり ^{123}I-MIBG が欠損像を呈し，過去から最近までに起こった心筋虚血を示すと考えられている．心筋症では早期に交換神経機能が障害され ^{123}I-MIBG の洗い出しは亢進状態となる．心不全では集積低下および洗い出し亢進が認められ重症度評価が可能となる．その他，Parkinson 病や Lewy 小体型認知症などの自律神経障害をきたす疾患では，^{123}I-MIBG の集積低下が比較的早期より認められ，H/M 比が診断に利用されている．

E. 心プールシンチグラフィ（ファーストパス法）

^{99m}Tc-HSAD（human serum albumin-diethylenetriamine-pentaacetic acid，740 MBq），^{99m}Tc-HSA（human serum albumin，740 MBq），^{99m}Tc-RBC（red blood cell，740 MBq）を静脈投与する．ファーストパス法（第 1 回循環時法）は，高濃度放射性医薬品が心臓を初回循環する間（静脈系—右心—肺循環—左心—動脈系）を動態撮像する方法である．平衡時法は，放射性医薬品が全身の血液中に均一に分布した平衡状態で一般的には心電図同期マルチゲートを行う．心電図同期マルチゲ

ートを実施し左室や右室などの目的部位に ROI 設定を行い TAC を解析することにより，左室駆出率（left ventricular ejection fraction：LVEF），心内短絡などの検出を行う．

$$\text{LVEF}(\%)=\frac{\text{EDV}-\text{ESV}}{\text{EDV}}\times100$$

EDV：end diastolic volume（拡張末期心室容積）
ESV：end systolic volume（収縮末期心室容積）

本検査の利点は，1 回の静注でファーストパス法および平衡時法を行える利点がある．

F. 心プールシンチグラフィ（平衡時法）

通常，ファーストパス法後に放射性医薬品が全身の血液中で平衡状態となる投与約 10 分後から心プール像の撮像を左前斜位（left anterior oblique：LAO）30〜40°の間で左右の心室が最も分離する角度で行う．撮像は，シンチカメラと心電図を組み合わせて心電図 R 波をトリガーとし 1 心拍を 20〜30 フレームに分割し，300〜500 心拍を加算してデータを収集する．心機能解析としては，1 心拍を 20〜30 フレームに分割したデータの動画で視覚的に局所壁運動を評価する．また左室に ROI を設定し，左室容積曲線および LVEF などの心室機能の指標を算出する．近年では心電図同期心筋血流 SPECT を行い，QGS などの心機能解析ソフトウェアを用いて左心室の内腔容積曲線を経時的に算出して駆出率などの算出を行うことが多くなったことで心プールシンチグラフィの検査数は減少傾向にある．

G. RI アンギオグラフィ

^{99m}Tc-HSA（740 MBq），^{99m}Tc-HSAD（740 MBq），^{99m}Tc-MAA（185 MBq）などを急速に静脈投与し，動脈や静脈の血行動態を観察する検査である．^{99m}Tc-HSA を静注後，1 フレーム /2〜3 秒で 40〜60 秒間の動態撮像を施行する．本検査の対象疾患は，閉塞性動脈硬化症，高安病，動脈瘤などであり有用性が認められている．RI アンギオグラフィは，検査を非観血的に行える利点を有するが，X 線血管造影と比較して分解能で劣っ

ており，CT，MRI による血管描出法の進歩発展した今日では，適応範囲は限られてきている．

H. RI ベノグラフィ

^{99m}Tc-MAA（185～370 MBq）を四肢末梢から投与し，末梢静脈の血流を画像化し診断を行う検査である．下肢の深部静脈血栓症の診断を行う際には，^{99m}Tc-MAA を足背静脈から注入して動態撮像を施行する．その後，肺血流シンチグラフィを引き続き行うことで深部静脈血栓症に合併する肺塞栓症の評価も可能となる．

5. 消化器系

A. 肝コロイドシンチグラフィ

コロイド状の ^{99m}Tc-フチン酸（phytate，185 MBq），^{99m}Tc-スズコロイド（Sn-colloid，185 MBq）を静脈投与する．肝の細網内皮系細胞（クッパー細胞）の貪食作用を利用してクッパー細胞の分布および機能を表す肝コロイドシンチグラフィが得られる．^{99m}Tc-フチン酸や ^{99m}Tc-スズコロイドは，肝臓に約 80％，脾臓に約 10％，骨髄に数％が分布する．

臨床的意義

肝コロイドシンチグラフィは，臓器の形態や機能を反映し，慢性肝炎における慢性化の程度，肝硬変の病期や重症度の評価に用いられる．肝硬変の進行で肝の集積は低下し不均一な状態を示すが，脾臓と骨髄の集積は亢進する．また肝腫瘍は占拠性病変（space occupied lesion：SOL）を有し貪食細胞を欠くため陰性像として描出される．

SOL の診断は，現状では CT や MRI で行われ有用性は低下している．限局性結節性過形成（focal nodular hyperplasia：FNH）や腺腫では集積を示すものがあり悪性腫瘍との鑑別に利用されている．

B. 肝受容体（アシアロ）シンチグラフィ

^{99m}Tc-GSA（galactosyl human serum albumin，185 MBq）を静脈投与する．正常肝細胞膜表面にはアシアロ糖蛋白受容体が存在し，血中のアシア

ロ糖蛋白は，受容体を介して肝細胞内に取り込まれる．アシアロ糖蛋白の取り込みと肝機能はよく相関しているので ^{99m}Tc-GSA を用いて肝機能予備能評価が可能となる．肝細胞に取り込まれた ^{99m}Tc-GSA の 30～40％は胆汁とともに糞便中へ他の約 20％は尿中に排泄される．

^{99m}Tc-GSA を静注後，シンチカメラの視野内に心臓と肝臓を入れて 1 フレーム /30 秒で 20 分間データ収集を行う．その後，心臓と肝臓に ROI を設定し，静注 n 分後の肝と心臓の放射能を，それぞれ Ln，Hn とし，次式を用いて LHL_{15}（肝集積）と HH_{15}（血中クリアランス）を算出する．

$$LHL_{15} = \frac{L_{15}}{L_{15} + H_{15}}$$

（LHL_{15} の基準値：0.942±0.017 以上）

$$HH_{15} = \frac{H_{15}}{H_3}$$

（HH_{15} の基準値：0.537±0.037 以下）

臨床的意義

正常では，GSA の投与後早期には心臓，肝臓，血管が描出される．その後，肝臓の描出が明瞭になり心臓の描出は低下する．LHL_{15} は肝集積および HH_{15} は血中クリアランスを示す指標であり，肝機能の低下で LHL_{15} は低値を，HH_{15} は高値を示す．LHL_{15} と HH_{15} は慢性肝炎，肝硬変の重症度とよく相関する．また，急性肝炎や高度の黄疸でも肝機能評価ができ，劇症肝炎では肝臓への取り込みがほとんどみられない．本検査は，受容体分布を画像化しており，肝機能の部分的評価および肝切除後の残存肝予備能の予測が可能である．

C. 肝・胆道シンチグラフィ

^{99m}Tc-PMT（pyridoxyl-5-methyl tryptophan）185 MBq を静脈投与する．本検査は，肝臓での代謝物質を胆汁中に排出し総胆管を経て十二指腸へ排泄する機能を画像として得ることができる．撮像は ^{99m}Tc-PMT を静注後，5 分後から 60 分後まで経時的に行われる．また必要に応じて 2，4，6，24 時間後にも撮像を行い，胆汁が胆道系，総胆管，十二指腸へと移動する様子を画像として

捉え機能評価が行われる．

臨床的意義

　正常では，放射性医薬品投与後5分で肝臓が明瞭に描出，10分から胆道および腸管が描出，60分で胆汁は胆嚢への移行および腸管への排泄のため，肝臓はほとんど描出されなくなる．先天性胆道閉鎖症では腸管への排泄がみられない．高度の肝障害の場合，肝臓集積が低下し心臓の血液プール像が10分以降も描出される．本検査は，閉塞性黄疸の局在診断，総胆管拡張症または囊腫の診断，乳児黄疸の鑑別診断（先天性胆道閉鎖症と乳児肝炎）などに役立っている．

D. 唾液腺シンチグラフィ

　$^{99m}TcO_4^-$（185～370 MBq）を静脈投与する．$^{99m}TcO_4^-$は，唾液腺の排泄管上皮細胞に取り込まれ唾液とともに口腔内に分泌される．目的部位の前面像を対象として約30分間の経時的シンチグラフィを行うことで唾液腺の機能を診断できる．経時的シンチグラフィの半分の撮像時間でレモン水を摂取することで唾液分泌状態をTACとして表示し，分泌機能の定量的解析が可能となる．正常の耳下腺と顎下腺は，左右対称に描出され，Sjögren症候群や放射線照射後は機能低下により集積が低下する．耳下腺腫瘍は欠損像となることが多いが，良性であるワルチン腫瘍やオンコサイトーマは陽性像となり確定診断を行うことができる．

E. 異所性胃粘膜シンチグラフィ

　$^{99m}TcO_4^-$（370 MBq）を静脈投与する．$^{99m}TcO_4^-$が胃粘膜の粘液産生上皮細胞に集積する性質を利用して，異所性に胃粘膜を有するメッケル憩室やバレット食道を画像化できる．本検査の利点は，小児下血の原因である場合が多いメッケル憩室を非侵襲的に検出できる点にある．

F. 消化管出血シンチグラフィ

　^{99m}Tc-HSAD（370 MBq）または^{99m}Tc-RBC（370 MBq）を静脈投与する．消化管出血の存在や出血部位の診断に利用され，0.05 mL/分以上の出血で検出が可能である．腸管内への血管外漏出を集積像として画像化および腸管内の集積像の経時的な移動の検出で診断が行われる．欠点は，検査中の出血が継続しているか間欠的出血があるかどうかに影響されることである．

6. 泌尿・生殖器系

A. 腎静態シンチグラフィ

　^{99m}Tc-DMSA（dimercaptosuccinic acid，111～148 MBq）を静脈投与後，腎臓の尿細管上皮細胞に取り込まれ腎皮質に長時間分布する．このため，^{99m}Tc-DMSAは腎の静的イメージングおよびSPECTを用いた形態撮像に適している．放射性医薬品投与2～3時間後に撮像すると鮮明な腎のイメージが得られる．皮質と髄質部における放射能集積比や分布状態を得ることで，腎臓の位置，形態，大きさ，集積程度などを把握できる．SPECT画像は，腎臓の内部構造および瘢痕の把握に役立っている．

臨床的意義

　^{99m}Tc-DMSAを用いた腎静態検査は，腎臓の位置，大きさ，形態，集積低下，占拠性病変，水腎症や瘢痕の検出評価に適しており，腎盂腎炎や膀胱尿管逆流症の腎実質障害の評価などに用いられる．

B. 腎動態シンチグラフィ（レノグラフィ）（図6）

　^{99m}Tc-DTPA（diethylene triamine pentaacetic acid，200～400 MBq），^{99m}Tc-MAG$_3$（mercapto acetyl triglycine，200～400 MBq）を静脈投与後，腎臓から排泄されシンチグラフィとレノグラム（腎時間放射能曲線）を同時に得ることができる．^{99m}Tc-DTPAは，糸球体濾過率（glomerular filtration rate：GFR）を，^{99m}Tc-MAG$_3$は尿細管から排泄され有効腎血漿流量（effective renal plasma flow：ERPF）が得られる．検査開始20分程前に300 mL程度の水分摂取行うことが，正確なERPFやGFRを得ることにつながる．検査は放射性医薬品投与と同時に始め，仰臥位で後面

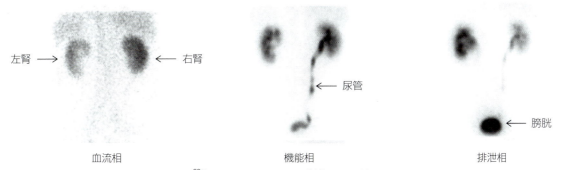

図6 ^{99m}Tc-MAG$_3$による腎動態シンチグラフィ
血流相：右腎の血流はほぼ正常．左腎は全体的に低下．
機能相および排泄相：右腎からの排泄は良好．左腎は腎盂から上部尿管に拡張を認める．

像を撮像する．また，検査を2相性で行い，1相1フレーム/1秒で60秒，2相は1フレーム/10～30秒で撮像し，20～30分間のデータ収集を行い腎時間放射能曲線（レノグラム）を作成する．水腎症が検査目的である場合は，放射性医薬品投与後に収集時間の中心で利尿剤であるフロセミド（ラシックス®）の投与を行う．正常のレノグラムカーブは利尿剤投与で低下を示すが，腎機能低下例では低下しない．腎性高血圧症は放射性医薬品投与1時間前にカプトプリルの経口投与でレノグラムの指標であるT_{max}，$T_{1/2}$が延長することで診断が行われる．

臨床的意義

正常では放射性医薬品投与後，約1分で両腎描出，約5分で膀胱排泄，約15分でほとんどが腎臓から排泄する．またレノグラムカーブは血流相（0～2分程度），分泌相（2～3分程度），排泄相（4～7分程度）に区分される．GFRの正常値は35 mL/分/腎臓以上，ERPFは170 mL/分/腎臓以上である．本検査は，左右の腎臓機能を別々に評価できる利点を有する．^{99m}Tc-DTPAは，移植腎の術後の拒絶反応や急性尿細管壊死の診断にGFRを測定する目的などでも用いられる．糸球体腎炎，尿路通過障害，糖尿病性腎症，腎血管性高血圧症などの診断が可能である．

C. 精巣（睾丸）シンチグラフィ

^{99m}Tc-HSA（370 MBq）または^{99m}TcO$_4^-$（370 MBq）を静脈投与し，動態像と静態像の撮像を行う．正常では，陰嚢部に淡い集積が認められる．本検査は，陰嚢の疼痛，血流欠損を伴う精巣軸捻転（陰性像）と急性精巣上体炎（陽性像）の鑑別診断，不妊の原因である精索静脈瘤（陽性像）などの診断に有用である．

7. 造血・リンパ系
A. 骨髄シンチグラフィ

^{111}InCl$_3$（塩化インジウム，indium chloride，111 MBq）を静脈投与する．骨髄シンチグラフィでは^{111}InCl$_3$あるいは^{99m}Tc-スズコロイド（370 MBq）を静注し，骨髄網内系細胞あるいは骨髄造血細胞に取り込まれ，それらの分布，機能を画像化する．^{111}InCl$_3$は，鉄と同様の体内動態を示し血中で^{111}In-トランスフェリンとなりヘモグロビンに取り込まれる．造血骨髄の分布画像から再生不良性貧血の診断に用いられている．^{99m}Tc-スズコロイドは細網内皮系細胞に貪食され骨髄の細網内皮系の画像化に用いられる．^{111}InCl$_3$は正常では，脊椎，骨盤，胸骨，四肢近位部，肝臓，脾臓などに集積を認める．^{99m}Tc-スズコロイドは，正常では脾臓，骨髄，肝臓に集積する．全身の骨髄網内系細胞の分布画像を確認できる点が本検査の最大の利点である．

B. リンパ管シンチグラフィとセンチネルリンパ節シンチグラフィ（図7）

^{99m}Tc-コロイド製剤（74〜185 MBq）を皮下または皮内に注入すると，リンパ節の細網内皮系に取り込まれ1〜2時間後に撮像することでリンパ節を画像化できる．また，^{99m}Tc-HSAはリンパ系への移行がきわめて早くリンパ動態検査として用いられている．リンパ管シンチグラフィは，従来は悪性腫瘍のリンパ節転移の検索を目的として行われていた．近年，悪性腫瘍の外科手術においてリンパ節郭清の範囲決定の際にこの手法が注目され原発病巣からのリンパ流を最初に受けるリンパ節をセンチネルリンパ節といい，これに最初の転移が起こると考え，その転移の有無で切除範囲を決めるものである．乳癌や悪性黒色腫（メラノーマ），皮膚癌，頭頸部癌などのセンチネルリンパ節の同定のために広く行われている．

センチネルリンパ節シンチグラフィの適応疾患は，乳癌，悪性黒色腫，皮膚癌，頭頸部癌と応用範囲が広がりをみせており検査数の増加が期待される．

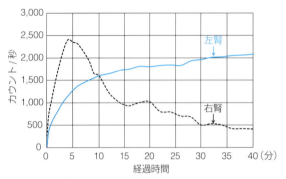

図7 ^{99m}Tc-MAG₃による腎時間放射能曲線（レノグラム）
右腎はほぼ正常．左腎のレノグラムは閉塞型．

8. 骨・関節系
A. 骨シンチグラフィ（図8）

使用 RI として ^{99m}Tc-HMDP（hydroxymethylene diphosphonate，555〜740 MBq），^{99m}Tc-MDP

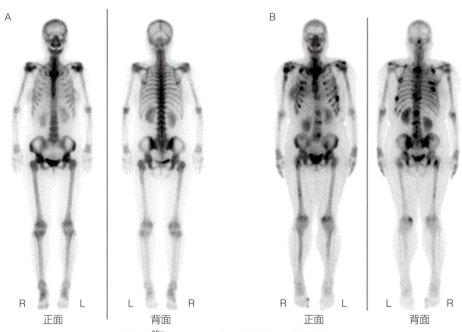

図8 ^{99m}Tc-HMDPによる骨シンチグラフィ
Aは異常集積が認められない（ほぼ正常）．
Bは肋骨，椎体などに集積亢進が認められる（乳癌による多発性骨転移）．

（methylene diphosphonate, 555〜740 MBq）を静脈投与する．^{99m}Tc-HMDP や ^{99m}Tc-MDP のリン酸化合物は，骨の無機質成分であるハイドロオキシアパタイトの成分であるカルシウムへの化学吸着により集積すると考えられている．骨代謝が亢進している骨腫瘍や骨代謝疾患部位では高集積を示す画像が得られる．放射性医薬品投与 2〜4 時間後には 30〜40％ が骨に集積し，50％ 以上は尿中に排泄される．さらに，放射性医薬品投与後に水分摂取を行うことで血中クリアランスは亢進する．本検査は，2〜4 時間後に施行し全身の正面と背面の撮像を行う．また適宜局所の静態像や SPECT 撮像が追加して行われる．近年では，全身 SPECT を行い MIP 処理後の画像表示や骨転移の診断支援ソフトウェアの臨床応用などの診断能向上に関する試みが行われている．

臨床的意義

骨シンチグラフィの目的は，全身像や局所静態像および SPECT 像を用いて悪性腫瘍における骨転移の検出および診断を行うことである．本検査の特徴は，骨代謝のわずかな亢進を陽性描画でき X 線検査と比較して骨転移を高感度で早期に検出できることにある．一方，単純 X 線写真では 30〜50％ の脱灰により病変の描出が始まるが，疲労骨折，疲労性骨膜炎，不全骨折などは単純 X 線撮影において骨折線を描出できないことがある．

乳癌，前立腺癌，肺癌，胃癌などの骨転移では，骨代謝亢進により陽性像を示す．中でも前立腺癌，乳癌，胃癌などの造骨性骨転移は高集積を示し，super bone scan（beautiful bone scan）といわれる特徴的な所見を呈する場合がある．甲状腺癌，肝癌，腎癌などでの溶骨性骨転移は陰性像となる場合があり注意が必要となる．骨シンチグラフィの欠点は，腫瘍，炎症，骨折などで同様に異常集積像を示し鑑別診断が困難なことである．

9. 腫瘍，炎症

腫瘍や炎症への集積を示す放射性医薬品を用いた腫瘍，炎症シンチグラフィは，癌の早期発見などに有用性を示す．代表的な腫瘍，炎症シンチ

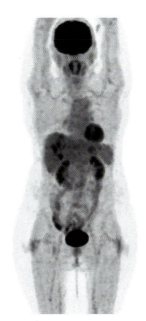

図9　PET　MIP（maximum intensity projection）画像

グラフィとして，ガリウム腫瘍シンチグラフィ，タリウム腫瘍シンチグラフィ，標識白血球炎症シンチグラフィ，ソマトスタチン受容体シンチグラフィなどがあげられる．また PET を用いた腫瘍 FDG-PET 検査をあげることができる．

A. ガリウム腫瘍シンチグラフィ

^{67}Ga-citrate（74〜111 MBq）の静脈投与を行う．本検査は歴史も古く最も代表的な腫瘍，炎症シンチグラフィである．本検査は，放射性医薬品投与 2〜3 日後に全身像および局所静態像の撮像を施行する．悪性腫瘍は陽性像として描出され病巣の検出や病巣の広がりの診断に役立つ．本検査の欠点は，悪性腫瘍が必ずしも陽性像を呈さないこと，また炎症病巣も陽性像を呈することなどである．

悪性リンパ腫，悪性黒色腫，甲状腺未分化癌，肺癌，肝細胞癌などでは陽性率が高く，病期診断，治療効果判定，未知原発巣検索，再発診断，予後推定などに役立っている．炎症では，サルコイドーシス，間質性肺炎，放射線肺臓炎，薬剤性肺炎，膿瘍などに集積し，治療効果判定にも用いられている．

注意点としては，鉄剤投与や輸血後は肝臓への集積が低下することおよび乳汁中に^{67}Gaが分泌するので検査後7～10日の授乳を控えるなどの指導が必要である．近年では，PETを有する施設ではガリウム腫瘍シンチグラフィに代わり，腫瘍FDG-PET検査が主として行われている．

B. タリウム腫瘍シンチグラフィ

^{201}TlCl（74～111 MBq）の静脈投与を行う．本製剤投与後の約10分で早期像および約3時間で後期像を全身像や局所静態像およびSPECTの撮像を実施する．^{201}Tlの集積機序は，初回循環で約80～90％が細胞内へ能動的に取り込まれる．^{201}Tlは，通常では脳血液関門（blood-brain barrier：BBB）を通過しないため，脳組織に集積しない．正常では，心筋，甲状腺，肝臓，腎臓，消化管などに生理的集積が認められる．

本製剤は，分化型甲状腺癌，副甲状腺腫，脳腫瘍，肺癌，骨軟部腫瘍などの早期像で強い集積を示し，悪性腫瘍の場合の集積は後期像において良性と比較して残存傾向を示すため良悪性の判別指標として用いられている．脳腫瘍では神経膠腫の悪性度診断，放射線治療後の再発と放射線壊死との鑑別に有用である．また骨肉腫やユーイング肉腫では化学療法の効果が術後の予後を左右する重要な因子となる．^{201}Tlの集積は腫瘍の活性度を表し，壊死率が高いと集積が低下する．肺癌における良悪性の判断や縦隔リンパ節転移診断，放射線治療，化学療法の治療効果判定に有用である．

C. 腫瘍 ^{18}F-FDG-PET 検査（図9）

^{18}F-FDG（185 MBq）を，5時間以上の絶食（糖分摂取は厳禁）後に静脈投与し，60～90分後に撮像を行う．本検査はPET検査の中で最も多く行われている．^{18}F-FDGは，細胞膜のグルコーストランスポーターを介してグルコースと同様に細胞内に集積し，ヘキソナーゼにより代謝を受け細胞内に留まる．したがって，^{18}F-FDGの分布はグルコース代謝を反映した画像となる．悪性腫瘍は増殖能が高くグルコース代謝が亢進しており悪性腫瘍に^{18}F-FDGが高い集積を示す．本検査は悪性リンパ腫，肺癌，乳癌，膵癌，大腸癌などの悪性腫瘍の検出に非常に優れている．悪性腫瘍への^{18}F-FDGの集積評価は，視覚的評価および半定量的数値指標であるSUV（standardized uptake value）を用いて行われている．SUVは次式により算出され体重当たりの投与量に対する腫瘍への集積比を示している．なお^{18}F-FDGが全身に均一に分布した場合，SUVは1を示す．

$$SUV = \frac{PET値}{投与放射能 \div 体重} \times 校正係数$$

（河村誠治）

チェックリスト

□脳血流画像統計解析法であるSPMや3D-SSPを用いる疾患名をあげよ．

□Na^{123}Iと^{99m}TcO$_4^-$を用いた甲状腺摂取率測定検査の利点，欠点をそれぞれ述べよ．

□現在，副甲状腺シンチグラフィは^{99m}Tc-MIBIを用いて行われることが多い．その理由を述べよ．

□心筋血流SPECTに用いられている代表的放射線医薬品名を3つあげよ．

□心筋脂肪酸代謝シンチグラフィに用いる放射性医薬品名と検査の臨床的意義を述べよ．

□心筋交感神経機能シンチグラフィに用いる放射性医薬品名とH/M比の利用法を述べよ．

□アシアロシンチグラフィの肝機能指標であるLHL$_{15}$とHH$_{15}$が表す意味と計算式を記せ．

□唾液腺シンチグラフィと異所性胃粘膜シンチグラフィに用いる放射性医薬品名を述べよ．

□腎動態シンチグラフィで得ることのできる代表的腎機能指標を2つ述べよ．

□センチネルリンパ節シンチグラフィの適応疾患を3つ以上あげよ．

□SUVの表す意味と算出式を述べよ．

Ⅴ 体外測定法による検査

3 内照射治療法（内用療法）

内照射治療法は，内用療法とも呼ばれており，甲状腺や骨転移性病巣および悪性リンパ腫などの目的臓器に選択的に摂取される放射性医薬品（^{131}I，^{89}Sr，^{90}Y などの β^- 線放出核種）を投与して標的組織へ多くの線量を照射する治療法である．^{131}I は，甲状腺癌や甲状腺機能亢進症などの治療に用いられる．^{89}Sr は，骨転移による疼痛治療に用いられる．また ^{90}Y は，悪性リンパ腫に対する治療を行うものである．

現在，わが国で保険適用されている甲状腺癌，甲状腺機能亢進症，骨転移疼痛，B 細胞性悪性リンパ腫の内用療法と薬事承認が得られた ^{223}Ra（塩化ラジウム-223，a 線放出核種）骨腫瘍に対する内用療法について概説する．

1. ^{131}I を用いた内用療法

^{131}I を用いた乳頭癌，濾胞癌などの分化型甲状腺癌の内用療法は，甲状腺癌全摘後の残存や転移病巣を対象としている．甲状腺癌に取り込まれた ^{131}I より放出される β^- 線（606 keV，組織内飛程 0.6 mm）により治療が行われる．残存甲状腺のアブレーションを目的とする場合は，1,110 MBq までは外来投与が可能である．1,110 MBq を超える場合は，3,700〜7,400 MBq を経口投与し放射線治療病室へ入院する必要がある．投与後 3〜7 日で全身撮像を行い ^{131}I の集積を確認し病変の有無や再治療について検討する．

^{131}I は，Basedow 病，Plummer 病などの甲状腺機能亢進症の治療にも用いられる．わが国では，抗甲状腺薬による治療が困難な場合に ^{131}I 内用療法が行われるが，米国では ^{131}I 内用療法が第 1 選択である．治療は，^{131}I 含有カプセルを経口投与して行われ，投与量 500 MBq を超えない場合は外来治療が可能である．500 MBq を超える場合は，放射線治療病室に入院して治療を行う．投与量の決定方法には，①標準投与量を一定としてサイズや症状で増減する方法，②甲状腺単位重量当たりの集積量を一定とする方法，③甲状腺の吸収線量を一定とする方法などがあり，一般的には甲状腺の吸収線量として 60〜200 Gy が目安とされている．甲状腺重量の推定には，甲状腺シンチグラフィ，超音波検査，CT などが行われ Allen-Goodwin の式が用いられる．一方，甲状腺の吸収線量を目標とする場合は Quimby の式が用いられ投与量が決定される．治療効果は，早くて 3〜6 週間後，平均的には 2〜3 カ月後から表れる．

2. 骨転移の除痛療法

骨転移の除痛療法には，$^{89}SrCl_2$（2.0 MBq/kg，最大 141 MBq）や $^{223}RaCl_2$（50kBq/kg，4 週間ごとに 6 回投与）が用いられる．^{89}Sr は，純 β 放出核種で半減期 50.5 日，β 線エネルギー 1.495 MeV，組織内飛程は平均 2.4 mm である．^{89}Sr は，カルシウムと同族であるため静脈投与後はカルシウムと同様に骨皮質ミネラルや骨転移による造骨亢進部位にも良好な集積を示すため骨転移部への選択的照射が可能となる．このため $^{89}SrCl_2$ は，疼痛緩和のみを目的とした対症療法に用いられる．$^{89}SrCl_2$ を用いた除痛療法の開始前に骨シンチグラフィを行い骨転移性疼痛部位への集積を確認する．治療効果の発現には 1〜2 週間を要し，3〜6 カ月間ほど効果は持続する．

^{223}RaCl$_2$ は，α 線放出核種（半減期 11.4 日，飛程 100 μm 以下）であり，放射線のエネルギーは ^{89}Sr と比較して数十倍高い，転移巣など骨代謝の更新した部位に強く集積する．^{223}RaCl$_2$ は，疼痛緩和以外にも腫瘍の縮小や延命効果などが期待されている．

3. 悪性リンパ腫

わが国で初めて認可された放射免疫療法用薬剤である ^{90}Y–ibritumomab tiuxetan 11.1 MBq/kg または 14.8 MBq/kg が静脈内点滴される．^{90}Y を用いた治療を行うかの決定は，^{111}In–ibritumomab tiuxetan（130 MBq）を投与し，腫瘍集積と骨髄集積の程度から評価が行われる．^{90}Y は，半減期 64.1 時間，β 線エネルギー 2.28 MeV，組織内飛程は平均 5.3 mm である．CD20 抗原は正常 B 細胞および多くの B 細胞性リンパ腫細胞にも発現する．^{90}Y–ibritumomab tiuxetan は，マウス型抗 CD20 モノクローナル抗体（ibritumomab）と ^{90}Y と結合させたものである．Ibritumomab はリンパ腫細胞表面の CD20 と結合し，^{90}Y から放出される β^- 線でリンパ腫へ致死的障害を与える．適応は，低悪性度悪性リンパ腫やマントル細胞リンパ腫であるが，CD20 未発現の近接腫瘍細胞にも放射線による腫瘍効果を与え，化学療法抵抗性の症例の 70～80% に効果がある．

4. ^{131}I–MIBG を用いた内用療法

使用 RI として ^{131}I–MIBG（3.7～11.1 GBq）を用い静脈投与する．^{131}I–MIBG はノルエピネフリンと類似した挙動を示す物質であり，神経内分泌腫瘍に取り込まれる．適応疾患は，手術不可能な褐色細胞腫，3～4 期の神経芽腫，手術不可能な甲状腺髄溶様癌，転移性カルチノイドなどの神経外胚葉由来の神経内分泌腫瘍である．^{131}I から放出される β^- 線（組織中平均飛程 0.6 mm）の照射により治療効果が表われる．前述の適応疾患などで治療報告があり，20～60% 程度で腫瘍縮小や自覚症状の改善が認められている．

（河村誠治）

チェックリスト

□ 内用療法に用いられる代表的な 4 つの放射性医薬品名とそれに対する疾患名をあげよ．

□ 内用療法の原理および用いる放射線を述べよ．

□ 骨転移の除痛療法に用いられている 2 つの放射性医薬品名をあげよ．

演習問題 （正解と解説は 125 頁）

1　脳血流 SPECT を用いた認知症の検査で正しいものを 2 つ選べ.
　　a　^{123}I–IMP がよく用いられる.
　　b　^{123}I–MIBG がよく用いられる.
　　c　SPM などの画像統計解析処理が行われている.
　　d　^{123}I–イオマゼニルを用いて認知症検査を行うことができる.
　　e　Alzheimer 病と Lewy 小体型認知症の血流低下部位は同じである.

2　次の薬剤が臓器に集積した場合，腫瘍の種類を推定できるものを 1 つ選べ.
　　a　^{99m}Tc–MDP
　　b　^{99m}Tc–MIBI
　　c　^{18}F–FDG
　　d　^{67}Ga–クエン酸ガリウム
　　e　^{131}I–ヨウ化ナトリウム

3　センチネルリンパ節の適応疾患を 2 つ選べ.
　　a　悪性黒色腫
　　b　転移性肝癌
　　c　乳癌
　　d　白血病
　　e　甲状腺癌

4　心電図同期心筋 SPECT に関して正しいものを 1 つ選べ.
　　a　解析ソフトウェアとして eZIS が用いられている.
　　b　拡張期の心機能指標を得ることは難しい.
　　c　心筋血流評価指標は心プールシンチグラフィと相関している.
　　d　R–R 間隔の分割数は多いほどノイズは低減する.
　　e　^{201}TlCl を用いた心電図同期心筋 SPECT は行えない.

5　^{131}I 内用療法について正しいものを 2 つ選べ.
　　a　β線の効果を利用する.
　　b　甲状腺機能亢進症および甲状腺癌の治療に用いられる.
　　c　^{131}I は便排泄される.
　　d　対象は切除不能な病巣や悪性リンパ種である.
　　e　骨転移における疼痛緩和に用いられる.

VI 取扱いと安全管理

1 放射線防護と関係法規

1. ICRP の勧告と法令

　国際放射線防護委員会（International Commission on Radiological Protection：ICRP）は，放射線防護に関する勧告を行う非営利団体で，様々なモダリティに関する包括的な内容を Publication として随時提示している．1959 年の放射線防護に関する Publication 1 が最初で，2015 年末現在では，放射線防護と発癌に関する幹細胞の内容である Publication 131 が最新の勧告である．現在の防護の礎となっているのは，1990 年の Publication 60 である．その後，改定が進められ，2007 年の Publication 103 が広く利用されている．

　これらの勧告の基になるデータは，国連科学委員会（United Nations Scientific Committee on the Effects of Atomic Radiation：UNSCEAR）によって作成されており，このデータを使用して ICRP が放射線防護の枠組みを作成し，国際原子力機関（International Atomic Energy Agency：IAEA）による国際基本安全基準文書（International Basic Safety Standards：BSS）によって，防護の具体的な方法が提示される．

　これらの国際的な流れを基盤として，わが国では原子力基本法で放射線防護と安全について定義されている．さらには，医療法，薬事法，放射線障害防止法，電離放射線障害防止規則，人事院規則など，職種や職場環境に応じた様々な法令が組み合わさって施行されている．

2. 放射線の生体への影響

　放射線が生体に影響を及ぼす研究は，非常に多く存在する．特に人体への影響は原子爆弾による被ばくの長期追跡調査や，原子力発電所の事故などの被ばくによる放射線障害などの研究が継続されている．

　放射線の人体への影響は，放射線による原子や分子レベルの影響，細胞への影響，組織または臓器への影響という個々の影響が発展していったものである．放射線の生物学的なターゲットは DNA である．DNA への影響は，放射線が DNA に直接影響を与える直接作用と，DNA 周辺の水分子が電離，励起された結果生じるフリーラジカルによる間接作用の 2 通りがある．

　図 1 のように，放射線による影響には，ある線量以上の被ばくで障害が生じる確定的影響と，低線量による被ばくにより障害が発生するリスクが生じ，そのリスクに応じ確率的に障害が発生する確率的影響がある．さらに，被ばくした個人に現れる身体的影響と，その子孫に現れる遺伝的影響がある．身体的影響は，急性障害と晩発性障害とに分けることができる（図 2）．これらの障害は，被ばく線量，被ばくした放射線の種類，被ばくした場所，個人差など，様々な要因のため，きっちりとした数値で示すことは困難であるが，おおよその数値として示すことはできる．

　組織や臓器の放射線感受性の傾向を示す法則として，Bergonie-Tribondeau の法則がある．これは，①細胞分裂の頻度が高い細胞ほど感受性が高い，②分裂過程が長い細胞ほど感受性が高い，③未分化な細胞ほど感受性が高い，という 3 つの法則である．細胞は，図 3 のように分裂の周期があり，周期により感受性が異なる．M 期は分裂期で，S 期は DNA 合成期に相当する．つまり，M

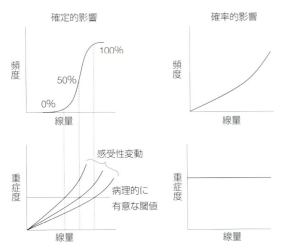

図1 確定的影響と確率的影響における線量と頻度および重症度との関係

確定的影響はある線量（閾値）を超えると発生するが，その重症度には個人差がある．確率的影響は線量と頻度の間に比例関係があるが，一度症状が出ると，その重症度に差はない．

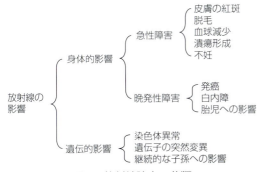

図2 放射線障害の分類

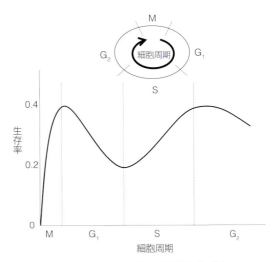

図3 細胞分裂周期の放射線感受性

表1 組織と放射線感受性の程度

感受性の程度	組織
最も高い	造血組織，生殖腺（精巣，卵巣），胎児
高い	腸上皮，皮膚上皮，毛細血管，水晶体，唾液腺
中程度	肝臓，腎臓，甲状腺
低い	筋肉，結合組織
最も低い	脳，神経組織，骨皮質，脂肪組織，心筋

期には放射線感受性が高く（生存率が低い）なり，G_1後期からS期にかけても同様に感受性が高い．逆に，M期後半からG_1前期およびS期からG_2前期は放射線感受性がやや低くなる．表1に，主な組織の放射性感受性を示す．常に細胞を作り出す造血細胞や生殖細胞などの感受性が高い．

放射線によりDNAで障害が起きた場合，細胞はそれを修復する．ほとんどの場合は正常に修復されるが，修復が正常にできなかった場合，多くはアポトーシスという細胞の自己死を起こして異常細胞の除去を行う．これらができなかった異常細胞が，臨床症状として現れる放射線障害や発癌，遺伝的影響などを残すことになる．

A. 身体的影響

前述の通り，身体的影響には急性障害と晩発性障害に分けられる．これは症状により，放射線に被ばくしてから影響が現れるまでの時間（潜伏期）が異なることに由来する．被ばく後数時間から数週間以内に現れるものを急性障害，それ以降，数カ月や数年後に現れるものを晩発性障害という．X線やγ線などの光子の場合，0.25 Gy以下の線量では臨床症状が現れることはほとんどない．しかし，0.5 Gy程度の被ばくがあった場合，数日以内に造血機能の低下がみられ，その後回復

表2 急性期放射線障害の閾値（1%の人に影響が生じる線量）

組織	影響	潜伏期	急性吸収線量の閾値（Gy）
睾丸	一時不妊	3〜9週間	〜0.1
	永久不妊	3週間	〜6.0
卵巣	不妊	1週以内	〜3.0
水晶体	視力障害（白内障）	数年	〜1.5
骨髄	造血機能低下	3〜7日	〜0.5
皮膚	発赤の主要期	1〜4週間	3〜6
	火傷	2〜3週間	5〜10
	一時脱毛	2〜3週間	〜4

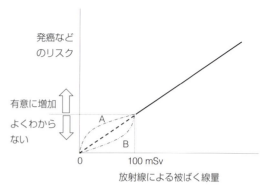

図4　放射線による発癌の直線仮説モデル

する．ICRP Publication 103（2007年）による急性期放射線障害の閾値（1%の人に影響が生じる線量）を表2に示す．永久不妊については男性より女性のほうが閾値は低い．水晶体の閾値については，Publication 118（2012年）では0.5 Gyと低くなっている．白内障の潜伏期は数年と考えられており，晩発性障害に分類される．皮膚では発赤が出始めるのに1週間ほどかかるが，多くは数週間で消失する．5 Gyを超えると火傷や潰瘍形成などの障害が出始める．

100 Gyを超えるような大線量に被ばくすると，中枢神経死や分子死と呼ばれるような重篤な障害が短時間で起こり，数時間後や数日後に死亡する．約5〜20 Gyの被ばくでは，小腸クリプト細胞の死により上皮細胞の供給が停止する．上皮細胞は2週間程度でなくなるので，その後に脱水，電解質失調，感染などにより数週間で死に至る．約3〜5 Gyの被ばくでは，骨髄幹細胞の死により，白血球の減少による感染や血小板の減少による出血傾向が増大する．結果として30〜60日後にはその半数が死に至る．この線量を半致死線量（$LD_{50/30}$または$LD_{50/60}$）という．

晩発性障害の主なものは白内障の他，発癌，白血病，再生不良性貧血などがある．自然発生する癌と，放射線誘発の発癌に病理的な差異はなく区別はできない．しかし，統計学的に100 mSvを超える被ばくがあると，癌などの発生が放射線量に比例して有意に増加する．しかし，100 mSv以下の線量では多くの意見があり，図4のように曲線Aのようなものか，あるいは曲線Bのようなものか，確実なことはわかっていない．そこで，100 mSv以上の直線を原点まで延長（破線）すると仮定する．直線仮説モデルを採用することが一般的である．これは，わずかな被ばくでも発癌のリスクが発生すると考えることで，放射線による無用な被ばくをなくすことを目的に考えられたものである．

B. 遺伝的影響

遺伝的影響は，放射線による遺伝子への直接作用および間接作用によって損傷を受けたDNAが元通りに修復されず，遺伝子の突然変異や染色体異常として子孫へと受け継がれることで発生する障害を示す．つまり，被ばく者自身の障害ではない．これは動物実験では立証されているが，ヒトの場合は原爆や原子力発電所の事故などによる被爆者の追跡調査から推定されているものの，明確なデータとしては得られていない．

遺伝的影響の発生推定には，直接法と間接法がある．直接法は突然変異率から遺伝的影響の発生率を直接推定する方法である．これは動物実験による方法で利用される．間接法は倍加線量法とも呼ばれる．自然発生の突然変異率を2倍にするために必要な放射線量を倍加線量といい，ヒトの自然発生率や動物の倍加線量と比較して推定される．

表3 放射線加重係数

放射線の種類	放射線加重計数（W_R）
光子	1
電子，ミュー粒子	1
陽子，荷電パイ中間子	2
アルファ粒子，核分裂片，重イオン	20
中性子（エネルギーにより変化）	2.5（0.01 MeV 以下）～21（1 MeV）

$$\begin{cases} 2.5 + 18.2e^{-[\ln(E_n)]^2/6}, & E_n < 1\,\text{MeV} \\ 5.0 + 17.0e^{-[\ln(2E_n)]^2/6}, & 1\,\text{MeV} \leq E_n \leq 50\,\text{MeV} \\ 2.5 + 3.25e^{-[\ln(0.04E_n)]^2/6}, & E_n > 50\,\text{MeV} \end{cases}$$

3. 放射線防護の基礎

　ICRP は，放射線を利用する際に，放射線防護の基本原則を明確に示している．放射線防護の基本3原則は，「行為の正当化」「防護の最適化」「線量限度」であり，利用者は放射線防護としてこの原則を遵守しなければならない．

　行為の正当化とは，放射線被ばくを伴ういかなる行為も，それによる利益がリスクを確実に上回る場合に限って利用することを示す．防護の最適化は，正当化された放射線被ばくを，経済的および社会的要因を考慮し，かつ合理的にでき得る限り低く保つべきであることを示す．後述する線量限度は，行為の正当化ならびに防護の最適化が行われた場合であっても，個人に対する線量当量はICRP の勧告する限度を超えてはいけないことを指している．

　特に注意すべきことは，線量限度以下であっても，さらにできるだけ被ばく線量を低くするように努めることである．これは，直線仮説モデルにつながる考えである．

4. 等価線量と実効線量

　放射線による吸収線量が同じであっても，放射線のエネルギーや種類によって，生体が受ける影響は異なる．このように，異なる影響を一義的に計算するために，組織や臓器の平均吸収線量を，放射線の線質に応じた係数（放射線加重係数）で補正した等価線量で評価する必要がある．等価線

表4 組織加重係数

組織	W_T	$\Sigma\,W_T$
骨髄（赤色），結腸，肺，胃，乳房，残りの組織*	0.12	0.72
生殖腺	0.08	0.08
膀胱，食道，肝臓，甲状腺	0.04	0.16
骨表面，脳，唾液腺，皮膚	0.01	0.04
合計		1.00

*：残りの組織：副腎，胸郭外領域，胆嚢，心臓，腎臓，リンパ節，筋肉，口腔粘膜，膵臓，前立腺，小腸，脾臓，胸腺，子宮頸部

量 H_T と放射線 R による吸収線量 D_{TR} の関係は，

$$H_T = \sum_R W_R \cdot D_{TR} \quad\quad\quad\quad\quad (1)$$

の式（1）で与えられる．ここで，W_R は放射線加重係数を示す．吸収線量の単位は Gy で，等価線量の単位は Sv となる．Publication 103 による放射線加重係数を**表3**に示す．E_N は中性子のエネルギー（MeV）である．

　実効線量は，全身にまたは複数の組織や臓器が被ばくした場合，被ばく部分で影響が異なるため，組織加重係数を考慮した被ばく線量である．これにより，全身に均一に被ばくしても部分的に被ばくしても同じように評価できる．実効線量 E と等価線量 H_T との関係は，

$$E_T = \sum_T W_T \cdot H_T \quad\quad\quad\quad\quad (2)$$

表5　線量限度

限度のタイプ	職業被ばく	公衆被ばく
実効線量	定められた5年間の平均として年間20 mSV. ただし，いかなる1年にも50 mSvを超えないこと.	1年につき1 mSv
女子（妊娠可能な者，妊娠の意思がないことを申し出た者，妊娠中の者を除く）	5 mSv/3月	
妊娠中の女子（申し出等により確認したときから出産までの期間）	1 mSv（内部被ばくとして）	
以下の組織における年等価線量；		
眼の水晶体	150 mSv/年	15 mSv
皮膚	500 mSv/年	50 mSv
手足	500 mSv/年	
妊娠中の女子の腹部表面（申し出等により確認したときから出産までの期間）	2 mSv	

の式（2）で与えられる．ここで，W_T は組織加重係数で，表4にPublication 103による係数値を示す．

5. 線量限度

　放射線被ばくは職業被ばくと一般公衆の被ばくに分けて考える必要がある．一般公衆被ばくには自然放射線による被ばくと医療被ばくがあるが，これらは職業人にも一般公衆にも考慮しなくてよい．一般公衆については実効線量限度として1 mSv/年が適用される．したがって，本項では主に職業被ばくの線量限度について記載する．

　表5に，Publication 103による線量限度を示す．前述したように，この線量限度以下で，かつでき得る限り少なくする努力が必要になる．妊娠については，該当者の申請などによる告知が原則として必要になる．また，妊娠の意思がないなども申し出などの告知によって判断しなければならないが，プライバシーの問題でもあるので注意が必要である．

6. 施設の構造設備の基準

　非密封放射性同位元素を使用する場合は，専用の施設と設備が必要になる．それらは法令により詳細に定められている．本項では，その中で主なものだけに絞り込んで概要を述べる．

A. 場所による限度

　非密封放射性同位元素を使用する事業所内の場所によって被ばく線量の制限が設けられている．この制限を超えないように，使用する放射性同位元素の種類と量を考慮しながら設計する必要がある．

①使用施設内で常時人が立ち入る場所

　外部被ばく線量の制限は，実効線量で1 mSv/週以下である．

②管理区域境界

　管理区域の境界外側で，実効線量が1.3 mSv/3カ月以下である．

③事業所境界

　事業所の外では，一般公衆が居住しているので，敷地境界で実効線量が250μSv/3カ月以下でなければならない．ただし，敷地内で居住区域（一般病室など）がある場合，その境界で1.3 mSv/3カ月以下とされている．

④表面密度限度

　人が触れる物の表面の放射性同位元素の密度は，α線を出す核種では4 Bq/cm² 以下，α線を

表6　場所による限度の一覧

	放射線使用施設内 （常時立ち入る場所）	管理区域の境界	事業所の境界 居住区域
外部放射線量	実効線量で1 mSv/週以下	実効線量で1 mSv/3カ月以下	実効線量で250μSv/3カ月以下 敷地内居住区 1.3 mSv/3カ月以下
空気中のRI濃度	1週間の平均濃度で空気中の濃度限度以下	3カ月の平均濃度で空気中の濃度限度の1/10以下	3カ月の平均濃度で排気口の濃度限度以下
水中のRI濃度	—		3カ月の平均濃度で排水口の濃度限度以下
表面汚染密度	表面密度限度以下 α線放出するRIは4Bq/cm² α線放出しないRIは40Bq/cm²	表面密度限度の1/10以下	—

濃度限度は核種ごとに決められている．混合される場合はその合算値で考える．

出さない核種では40 Bq/cm²以下にする．

さらに，空気中や水中の放射性同位元素濃度は各期間の平均濃度で，濃度限度以下または濃度限度の1/10以下でなければならない．以上をまとめたものが**表6**である．

B. 構造の基本的な考え方

使用施設は，地崩れおよび浸水の恐れの少ない場所に設け，主要構造部は耐火構造や不燃材料で造ることになっている．さらに施設内の床，壁，天井は，凹凸がなく，放射性核種が浸透しにくく，かつ除染がしやすい材質の使用が規定されている．また，施設内で使用された水などの排水はすべて貯留槽と呼ばれるタンクに貯蔵し，希釈槽にて排水可能な限度以下に希釈されたことを確認して下水へ排水しなければならない．同様に，施設内の空気も放射性核種で汚染されている場合も想定されるため，施設内を陰圧にして放射性核種の施設外への拡散を防止するとともに，排気の際にはすべての区域内の空気を複数のフィルタに通し，排気可能な限度以下であることを確認しながら外気に放出しなければならない．これらは中央監視装置にて一括管理され，常に安全に使用されている状態を保てるように法令を遵守し，計画的な構造設計をしなければならない．

C. 使用室（作業室）

放射性同位元素を実際に使用する部屋の総称で，準備室や検査室など，細かな名称は各施設で決める．実際に非密封放射性同位元素を使用する部屋なので，床や壁および天井は前述のような凹凸が少なく滑らかな素材で作られていなければならない．また，使用後は，作業者の汚染状況を調べ，場合によっては除染するため，出入口付近に汚染検査室を設ける．

D. 汚染検査室

汚染検査室は管理区域の入り口に通じる場所に作る．検査室内には洗浄設備（手洗い，シャワー室など），更衣設備，放射線測定器，汚染除去用品（洗剤やキレート剤，ブラシなど）などが置かれる．さらに，ハンドフットクローズモニタによって，作業者の手足や作業衣などの汚染を確認し，問題ないことが確認されて退出可能となる．

E. 貯蔵施設

放射性同位元素が納品されたら，添付書類の確認，書類の作成後，指定の貯蔵施設または貯蔵箱などに保管しなければならない．貯蔵室は，主要構造部を耐火構造とし，かつその開口部に特定防火設備に該当する防火戸を設けるか，耐火構造の貯蔵箱を設ける必要がある．貯蔵室や貯蔵箱には鍵などを設け，むやみに人が立ち入らないように

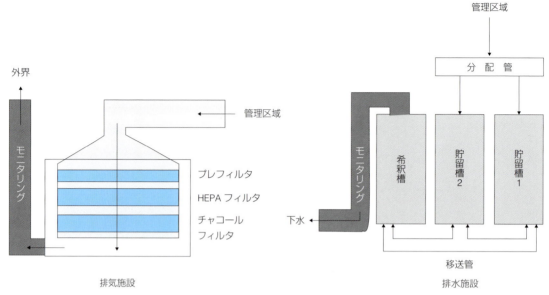

図5 排気および排水施設の概略図

し，貯蔵箱は持ち出せないような処置をする．

F. 廃棄施設

廃棄施設も同様に主要構造部を耐火構造とする．放射性同位元素を使用すれば，それに汚染された物品が生じる．これらは，可燃物，難燃物，不燃物，無機溶液，有機溶液，動物（その死体と敷き藁など飼育物品）などに分けて一時保管し，指定の方法で廃棄しなければならない．状況にもよるが，廃棄施設内も比較的放射線線量が高いことが多い．したがって，施錠などの管理をする必要がある．

G. 排気施設，排水施設

管理区域内は陰圧を保つため，使用中または連続的に強制排気をする必要がある．排気を外気に放出する前に，空気中の放射性同位元素を除去するためのフィルタを通し，かつ濃度限度の1/10以下になるようにモニタリングしながら排気しなければならない．フィルタには，プレフィルタ，HEPAフィルタ，チャコールフィルタがある．使用する核種の種類によってはチャコールフィルタを省略する場合もある．これらのフィルタは定期的に交換する必要があり，使用済みフィルタは放射性廃棄物として処理する．

管理区域内で使用した水の配管はすべて貯留槽と呼ばれるタンクに一時的に貯留される．貯留槽の他，希釈槽と呼ばれるタンクが併設され，下水に排水する前に濃度限度の1/10以下になるようにモニタリングしながら排水しなければならない．タンクの大きさは使用する放射性同位元素の種類（半減期）と使用量に応じて計画されなければならない．

排気，排水施設の概略図を図5に示す．管理区域内から集約された排気および排水は，監視しながら適切に外界に放出される．

H. 標識類

図6に，放射性同位元素使用施設に取り付ける標識類の一部を示す．各施設や部屋の入口付近に部屋名を示した標識を取り付ける．標識によっては下部に，「許可なくして立ち入ることを禁ず」と記載されているものがある．これは，その先の部屋または施設の放射能濃度が高い場合などに記される．また，排気および排水配管類には移送方向に矢印がついた標識を貼ることになっている．

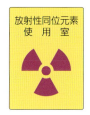
使用室の標識

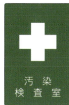
汚染検査室の標識

排気管の標識

排水管の標識

図6　標識の例

これらは経年変化による変色があった場合は交換して，常に明確な表示をしなければならない．

（山本智朗）

チェックリスト

☐ ICRP，UNSCEAR，IAEAとは何かと関係性を説明せよ．
☐ 放射線の生体への影響として放射線障害の概要を説明せよ．
☐ 身体的影響と遺伝的影響の違いを説明せよ．
☐ 線量当量と実効線量の違いを説明せよ．
☐ 放射線利用施設と関係する法令の種類を説明せよ．

血液照射

　輸血後，移植片対宿主病（post transfusion graft versus host disease：PT-GVHD）の発症予防の目的で，輸血用血液にガンマ線やX線を15～50 Gy照射することがある．リニアックなどの放射線外照射治療装置を利用することも可能であるが，^{137}Csなどの密封小線源を搭載した専用装置の方が取扱いは楽である．しかし，装置の維持管理に多大な費用がかかるため，病院などで広く利用されているとはいい難い．

VI 取扱いと安全管理

2 放射線安全管理

　放射性同位元素（radioisotope：RI）からは，常に放射線が放出されているので，放射性同位元素を取り扱う際は放射線による被ばくに注意する必要がある．

1. 被ばくの防護と安全取扱い

　放射性同位元素による被ばくは，その被ばく経路から外部被ばくと内部被ばくに分けられる（図1）．外部被ばくは体の外から被ばくすることであり，内部被ばくは放射性同位元素を体内に取り込むことで体の中から被ばくすることである．

　放射線被ばくから身を守るためには，放射性同位元素の安全な取扱いと放射線に対する正しい知識を身につけることが大切である．

A. 外部被ばくの防護

　外部被ばくから身を守るためには，まず外部被ばく防護の3原則に基づいて行動するべきである．外部被ばく防護の3原則は，図2に示すように「距離」「時間」「遮蔽」の3つが基本となる．

a. 距離による防護

　距離による被ばく防護は，放射線源から離れることである．放射線源と人体との距離が離れれば離れるほど被ばくは減少する．例えば，放射線源

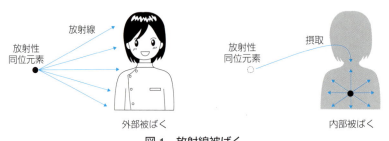

図1　放射線被ばく

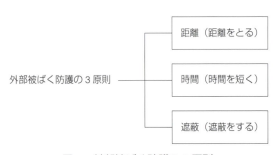

図2　外部被ばく防護の3原則

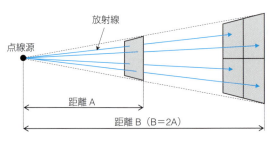

図3　距離の逆2乗の法則

表1　放射線の遮蔽

対象放射線	遮蔽材料
α線	紙，厚紙
β線	低原子番号の物質（プラスチック，アクリル，アルミニウムなど）
γ線，X線	高原子番号の物質（鉛，タングステンなど）
中性子線	水素原子を多く含む物質（コンクリート，水，パラフィンなど）

表2　内部被ばく防護の3D2Cの原則

3D	希釈（dilute）	希釈により放射能濃度を低くする．
	分散（disperse）	換気，排液希釈により放射能濃度を低くする．
	除去（decontaminate）	線源を取り除く，汚染を除去する．
2C	閉じ込め（contain）	線源の収納，フードなどの使用により拡散を防止する．
	集中化（concentrate）	集中管理により，線源の散逸や不明をなくす．

が点線源の場合，**図3**に示すように距離の逆2乗の法則が成り立つ．点線源との距離が2倍になると放射線の照射面積は4倍になる．点線源からの放射線は，照射面積に均等に分散されて照射されるので，照射面積が4倍になると，単位面積当たりの放射線量は1/4になる．

b. 時間による防護

　時間による被ばく防護は，放射線源を取り扱う時間を短くすることである．時間による外部被ばくは放射線源の取扱い時間に比例して増加するので，取扱い時間を短くすることで被ばくを軽減することができる．

c. 遮蔽による防護

　遮蔽による被ばく防護は，放射線源と人体との間に遮蔽用の衝立を置くことで，放射線を減少，あるいは遮断することができる．遮蔽衝立としては，卓上用の小型のものから全身を遮蔽できる大型のものまで用途に応じて様々なタイプがある．遮蔽衝立に用いられる遮蔽材料は，**表1**に示す放射線の種類によって適切なものを用いる必要がある．

　γ線やX線の遮蔽材料である高原子番号の鉛は，密度が高いため遮蔽効果が高く，加工のしやすさから医療現場でもよく用いられる．しかし，^{32}Pのようにエネルギーの高いβ線を発生する放射性同位元素に対して，鉛などの高原子番号の物質で遮蔽を行うと，制動X線という透過力の高い放射線を発生する可能性がある．そのため^{32}Pの遮蔽は，1cm程度の厚みがあるプラスチックやアクリルを用いて遮蔽を行う．放射線に対する正しい知識を持たないと，かえって被ばくする可能性があることに注意しなければならない．

B. 内部被ばくの防護

　内部被ばくが生じる経路は，経気道，経口，経皮，および創傷部があり，最も発生しやすいのは経気道である．内部被ばくの防護には，**表2**に示す3D2Cの原則がある．

　内部被ばくを防ぐ方法として放射性同位元素を取り扱う管理区域では，下記事項を守るようにする．

①管理区域で飲食および喫煙をしない（作業室は飲食などが禁止されている）．

②放射性同位元素を取り扱うときは必ずゴム手袋を着用し，素手では触らない．

③揮発性のヨウ素を含んだヨウ素系の放射性同位元素や高濃度の放射性同位元素を取り扱うときはマスクなどを着用し，フードやグローブボックスの中で取り扱う（**図4**）．

　内部被ばくで問題となるのは，体内に摂取された放射性同位元素が代謝によって体外に排泄されるまで被ばくが継続することである．これまでに

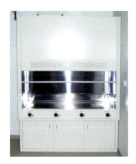
フード
（産業科学）

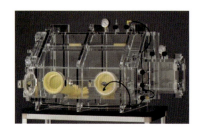
グローブボックス
（サンプラテック）

図4　フードとグローブボックス

放射性同位元素の種類によって蓄積しやすい臓器や組織が判明しており，いくつかの防護方法がある．例えば，ヨウ素系の放射性同位元素は甲状腺に蓄積するため，あらかじめ非放射性のヨウ化カリウムを服用することでヨウ素系の放射性同位元素の甲状腺への蓄積を防ぐことができる．甲状腺に蓄積できなかったヨウ素系の放射性同位元素は，尿として体外に排泄される．

その他，α線を放出する放射性同位元素を取り扱うときは，特に内部被ばくに注意する必要がある．α線は電離能力が高く細胞に与える影響が大きいものの，飛程が短く透過力が低いため，皮膚から透過して体内の臓器・組織に影響を与える可能性は低い．しかし，呼吸などによりα線を放出する放射性同位元素を体内に取り込むと，直接放射性同位元素から放出されたα線によって臓器・組織に影響を与えるので，体内摂取しないように注意しなければならない．

2. 被ばくの管理

放射線はその生成過程により，自然放射線と人工放射線に大別することができる．自然放射線は地殻や大気などの自然界から発生したものであり，人工放射線は人為的に発生したものである．これらの放射線のうち，被ばく防護の観点から法的規制を受けるのは主に人工放射線である．人工放射線などによる被ばくは，医療被ばく，職業被ばく，公衆被ばくに分類することができる（図5）．

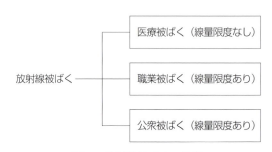

図5　放射線被ばくの分類

医療被ばくは，主に放射線の診断や治療を受ける患者の被ばくであり，人体に与える害よりも放射線検査などによって得られる便益（ベネフィット）があるため，法的規制値である線量限度が設けられていない．その他の医療被ばくとして，患者の付添や介助者，生物医学研究における志願者（研究ボランティア）の被ばくも医療被ばくとして取り扱われる．

職業被ばくは，放射線を取り扱う業務上の被ばくであるため，線量限度が定められている．一般に医療における職業被ばくの対象者は放射線業務従事者として施設に登録され，被ばく管理が行われる．例外として自然放射線による被ばくではあるが，地上で生活する人よりも宇宙線による被ばくが多いジェット機乗務員や宇宙飛行士の被ばくは職業被ばくとして取り扱われる．

公衆被ばくは，人工放射線による一般公衆の被ばくであり，職業被ばくより厳しい線量限度が設けられている．また，病院および診療所の敷地境界や敷地内にある居住区域に定められた線量限度

表3 健康診断の項目

項目	省略	内容
問診	不可	被ばく歴の有無など
検査または検診	可	白血球数および白血球百分率の検査 赤血球数の検査および血色素量またはヘマトクリット値の検査 白内障に関する眼の検査，皮膚の検査

表4 放射線業務従事者等の線量限度

種類	男性と女性	妊娠可能な女性	妊娠中の女性[*1]
実効線量限度	50 mSv/年 100 mSv/5年	5 mSv/3月	内部被ばく 1 mSv
等価線量限度	眼の水晶体 150 mSv/年 皮膚 500 mSv/年	—	腹部表面 2 mSv

＊1：本人の申出などにより管理者が妊娠の事実を知った時から出産までの期間

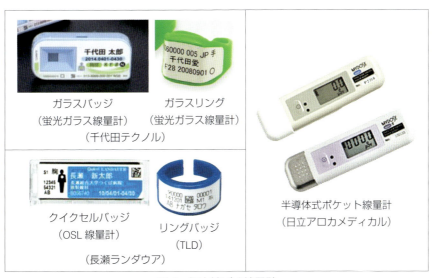

図6 個人被ばく線量計

は，一般公衆の被ばくとして定められている．

A. 術者の被ばく管理

　放射線を取り扱う術者は放射線業務従事者として位置づけられ，術者の被ばくは職業被ばくに分類される．また，病院などにおける放射線業務従事者は，放射線診療従事者とも呼ばれる．放射線業務従事者の被ばく管理には，以下のようなものがある．

①定期的に放射線に関する講習（教育訓練など）を受講する．
②定期的に法令で決められた項目（表3）の健康診断を受ける．
③業務時に個人被ばく線量計を身に着ける．
　特に②と③は法的に事業者が実施しなければならず，労働者である放射線業務従事者は健康診断と個人被ばくの管理を受けなければならない．健康診断の結果と被ばく歴は，原則各施設で保存し

表5 個人被ばく線量計の仕様

測定器	測定線種	エネルギー範囲	測定線量範囲
ガラスバッジ	X・γ線	10 keV ～ 10 MeV	0.1 mSv ～ 10 Sv
（蛍光ガラス線量計）	β線	130 keV ～ 3 MeV	0.1 mSv ～ 10 Sv
クイクセルバッジ	X・γ線	5 keV ～ 10 MeV	0.01 mSv ～ 10 Sv
（OSL 線量計）	β線	150 keV ～ 10 MeV	0.1 mSv ～ 10 Sv
リングバッジ	X・γ線	25 keV 以上	0.2 mSv ～ 1 Sv
（TLD）	β線	700 keV 以上	0.4 mSv ～ 1 Sv
半導体式ポケット線量計	X 線	20 keV ～ 100 keV 程度	1 μ Sv ～ 1 Sv
	γ線	40 keV ～ 1.5 MeV	0.1 μ Sv ～ 10 Sv
		60 keV ～ 1.5 MeV	0.01 μ Sv ～ 1 Sv
	中性子	0.025 eV ～ 15 MeV	10 μ Sv ～ 100 mSv

千代田テクノル，長瀬ランダウアおよび日立アロカメディカルによる線量計の仕様書より抜粋

なければならず，その保存期間も対象の法令によって異なる（放射線障害防止法は永久，電離放射線障害防止規則は 30 年間）．

表4 に示す線量限度は，放射線業務従事者などに対する限度値である．個人被ばく線量計は，外部被ばくを評価するための方法である．線量限度に用いられる実効線量は外部被ばくと内部被ばくの合計であるため，内部被ばくについては別に評価が必要である．また，線量限度に用いられる等価線量は外部被ばくのみを評価するための指標である．

a. 外部被ばく線量の測定

外部被ばくの測定でよく用いられる個人被ばく線量計は，蛍光ガラス線量計，光刺激ルミネセンス（optically stimulated luminescence：OSL）線量計，半導体式ポケット線量計である（図6）．通常，個人被ばく線量計は体幹部（男性は胸部，女性は腹部）に装着するが，体幹部より線量が高くなる可能性があるときは，体幹部だけでなくその他の部位（手指用はリング型）にも装着する．

蛍光ガラス線量計や OSL 線量計は蓄積型なので，その場で被ばく線量を知ることができず，読み取り装置などを用いることで線量を知ることができる．一方，半導体式ポケット線量計は直読式なので，その場で線量を知ることができる．

個人被ばく線量計は，表5 に示すように対象となる放射線の種類やエネルギー範囲に違いがあ

るので，放射線を取り扱う業務内容に対して適切な線量計を用いることが望ましい．

b. 内部被ばく線量の測定

内部被ばくの測定には，体外測定法，バイオアッセイ法，計算による方法がある．

体外測定法では，ホールボディカウンタ（whole body counter：WBC）がよく用いられる．ホールボディカウンタは，全身を対象とした測定を行うことから全身カウンタ，あるいはヒューマンカウンタとも呼ばれる．検出器は主に NaI（Tl）シンチレータを用いるため，γ線を放出する放射性同位元素が測定対象となる（α線やβ線の測定は困難）．測定結果は，検査後すぐさま得ることができる．

バイオアッセイ法は，体から排泄される尿や糞便を採取し，放射能量を測定することで放射性同位元素の体内摂取量を求める方法である．バイオアッセイ法は，α線，β線，γ線の測定が可能であるが，結果を得るまでに時間がかかる．

計算による方法は，空気中放射性物質の濃度から体内摂取量を簡易的に算出する方法である．医療施設の場合，取り扱う放射性同位元素の量が少量であることから，この方法を利用する施設が多い．空気中放射性物質の濃度は，施設からの排気を連続的に測定・監視するために設置してあるガスモニタやダストモニタの測定値を用いる．

表 6　退出基準 1

核種	対象	投与量または体内残留 放射能量（MBq）
^{131}I	Basedow 病と甲状腺癌の放射線治療	500*1
^{89}Sr	前立腺癌や乳癌などの骨転移患者の疼痛緩和	200*2
^{90}Y	非 Hodgkin リンパ腫の放射線免疫療法	1,184*2

＊1：患者からの外部被ばく線量と患者の呼気とともに排出される ^{131}I の吸入による内部被ばくの合計値
＊2：最大投与量

表 7　退出基準 2

核種	患者の体表面から 1 m の点における 1 cm 線量当量率（μSv/h）
^{131}I	30

表 8　退出基準 3

核種	適応範囲	投与量（MBq）
^{131}I	遠隔転移のない分化型甲状腺癌で甲状腺全摘出 後の残存甲状腺の破壊（アブレーション）治療	1,100

B. 患者の被ばく管理

　国際放射線防護委員会（ICRP）は，患者の医療被ばくは規制するのではなく，最適化するべきであると提言している．最適化とは，患者への放射線量が診療目的に見合ったものになるように管理することである．わが国では，2010 年に多くの放射線関連の学会などが集結した医療被ばく研究情報ネットワーク（Japan Network for Research and Information on Medical Exposure：J-RIME）が発足し，2015 年に国内初の診断参考レベル（diagnostic reference level：DRL）が策定された．この診断参考レベルは，線量限度のように超えてはならない規制値ではなく，エビデンスベースの放射線診療のための線量の目安であり，患者被ばくの最適化を推進するためのツールである．

C. 患者の家族などの被ばく管理

　医療被ばくに分類される患者の介助者や介護者等の被ばくには，線量拘束値を適用する．この線量拘束値は，線量限度のような規制値ではなく目標となる制限値である．患者の診断検査または治療の期間中の被ばくを 1 行為として，線量拘束値は成人で 1 行為当たり 5 mSv，患者を訪問する子どもは 1 行為当たり 1 mSv とし，1 年間に複数回の被ばくが生じる場合は，それを考慮しなければならない．

D. 一般公衆の被ばくと環境の管理

　一般公衆の被ばくは公衆被ばくに分類され，1 年間につき 1 mSv が線量限度である．病院などの放射線施設からの排気，排水，放射性廃棄物についても一般公衆の線量限度を超えないように管理されている．

　放射線診断・治療のために人体内に放射性医薬品を投与，または照射器具を挿入された患者は，一種の放射線源になるため，患者家族や一般公衆に対する被ばくへの配慮が必要である．そのため，厚生労働省は，線量拘束値と一般公衆の線量限度をもとに，「放射性医薬品を投与された患者の退出について（医政指発第 1108 号第 2 号）」と「診療用放射線照射器具を永久的に挿入された患者の退出について（医薬安第 0313001 号）」の指針を通知している．

表9 診療用放射線照射器具を永久的に挿入された患者の退出における放射能と線量率

診療用放射線照射器具	【基準1】 適用量または体内残存 放射能（MBq）	【基準2】 患者の体表面から1m離れた地点に おける1cm線量当量率（µSv/h）
^{125}I シード（前立腺に適用した場合）	1,300	1.8
^{198}Au グレイン	700	40.3

表10 放射性廃棄物の分類例

廃棄物の種類		主な物品	収納または梱包
個体 廃棄物	可燃物	ペーパータオル，濾紙，木片	ドラム缶 （容量50L）
	難燃物	プラスチック試験管，ゴム手袋，ポリシート，ポリバイアル	
	不燃物	ガラスバイアル，ガラス器具，注射針，アルミ箔， 塩化ビニール製品，シリコンチューブ，テフロン製品	
	非圧縮性不燃物	土砂，コンクリート片，大型金属	
	動物	乾燥後の動物	
	焼却型フィルタ	焼却型のHEPAフィルタ，プレフィルタ，チャコールフィルタ	段ボール箱
	通常型フィルタ	HEPAフィルタ，プレフィルタ	
	通常型チャコール フィルタ	チャコールフィルタ	段ボール箱に収納後， ポリシートで梱包
液体 廃棄物	無機液体	実験廃液	ドラム缶 （容量25L）
	有機液体	液体シンチレータ廃液	

日本アイソトープ協会の資料より

a. 放射性医薬品を投与された患者の退出

対象となる放射性医薬品は，^{131}I，^{89}Sr，^{90}Y である．^{131}I は，Basedow 病と甲状腺癌の放射線治療，^{89}Sr は前立腺癌や乳癌などの骨転移患者の疼痛緩和，そして ^{90}Y は非 Hodgkin リンパ腫の放射線免疫療法に使用される．

投与された患者は，病院内の放射性同位元素使用室または放射線治療病室などから退出する場合に，表6〜8 のいずれかの基準に該当していれば退出・帰宅ができる．

b. 診療用放射線照射器具を永久的に挿入された患者の退出

対象となる診療用放射線照射器具は，^{125}I シード，^{198}Au グレインである．^{125}I シードは前立腺癌，脳腫瘍などに対する放射線治療，^{198}Au グレインは舌癌などの頭頸部癌の放射線治療に使用される．

診療用放射線照射器具を挿入された患者は，病院内の診療用放射線照射器具使用室または放射線治療病室などから退出する場合，表9 に示す基準1または基準2のいずれかを満たさなければ退出することができない．

3. 放射性廃棄物の管理と処理

非密封放射性同位元素を取り扱う施設は，少なからず放射性物質によって汚染された廃棄物が生じる．この放射性廃棄物は，一般の廃棄物と区別して取り扱わなければならず，廃棄方法が詳細に決められている．放射性廃棄物には，固体，液体，気体の3種類がある．そのうち，個体廃棄物と液体廃棄物は，表10 のように専用のドラム缶や段ボール箱に収納した後，廃棄業者（日本アイソトープ協会）に引き渡し，廃棄を委託する．通常，気体廃棄物は各施設の排気施設でフィルタ処理され，一般排気される．気体廃棄物の処理で発生したフィルタ類は固体廃棄物として取り扱う．

廃棄業者に委託しない放射性廃棄物については，各施設で下記のような処理を行う．

A. 個体廃棄物

原則，放射性廃棄物は半減期によって自然放射能レベルに減衰した後も放射性廃棄物として取り扱われる．ただし，核医学の PET 製剤は半減期がきわめて短いため，PET 検査による個体廃棄物（注射筒，手袋，濾紙など）は管理区域に 7 日間保管した後，一般廃棄物として処理することができる．

B. 液体廃棄物

管理区域から排水される液体廃棄物は，排水設備である貯留槽に貯められる．短半減期の液体廃棄物は，濃度限度以下になるまで貯留槽に一時保管される．濃度限度以下となった液体廃棄物は，水モニタの監視下で下水に排水される．貯留槽の放射能レベルが高い時は，希釈槽を用いて希釈することで濃度限度以下になるように処理をする．

C. 気体廃棄物

気体廃棄物は，管理区域から排気設備に送られ，濃度限度以下になるよう高性能フィルタで濾過される．気体の放射能濃度は，ダストモニタやガスモニタで監視され，濃度限度以下となった気体は，排気口から外気に排気される．

（南　一幸）

チェックリスト

□外部被ばくと内部被ばくの低減方法（防護方法）を説明せよ．
□実効線量限度と等価線量限度の数値をあげよ．
□個人被ばく線量計の種類と測定できる放射線の種類，測定範囲を説明せよ．
□内用療法による患者の退出基準の数値をあげよ．
□放射性廃棄物の管理と処理を説明せよ．

VI 取扱いと安全管理

3　実習を行うにあたって

非密封放射性同位元素を取り扱う管理区域には，放射性同位元素使用者に対していくつかの取り決め事項がある．これらの事項の遵守は，使用者の被ばく防護や汚染の防止等につながる．

1. 管理区域の入退出

管理区域の入退出には，外部に汚染を広げないための取り決め事項がある．その1例として，**表1**に具体例を示す．

2. 放射性同位元素の取扱い

放射性同位元素を用いた実験を行う前に，コールドラン（cold run）にて手技を習熟する．コールドランとは，放射性同位元素を用いずに実験を行うことである．

放射性同位元素を用いた実験の具体的例として，準備から終了までの一連の流れを**表2**に示す．これらの手技は，使用者の被ばく防護と管理区域内外への汚染の拡大を防ぐために非常に重要である．

表1　管理区域の入退出例

入室（1〜5の順）
1　管理区域外で使用していた白衣や実験着はロッカーに入れて一時保管する．
2　出入口の扉は施錠されているので専用のIDカードなどで開錠し，入室する．
3　靴から専用スリッパに履き替えるときは，スノコの上に素足で上がる*． 　（誤ってスノコの上に専用スリッパを置かないように注意する．）
4　スノコの上を素足で移動し，管理区域の床面に専用スリッパを置いてから履く．
5　専用の黄衣（放射性同位元素マーク付）を着用し，個人被ばく線量計を身に着ける．
退室（6〜10の順）
6　ハンドフットクローズモニタで手と専用スリッパの裏の汚染検査，衣類用プローブで着衣（黄衣など）の汚染を検査する．汚染がなければ退室が可能となる．
7　黄衣を脱ぎ，個人被ばく線量計を管理区域で借用した場合は返却する．
8　専用スリッパを靴に履き替える．
9　専用のIDカードなどを用いて出入口の扉を開錠し，退室する．
10　ロッカーで白衣や実験着を着る．

＊：近年，患者が核医学施設（管理区域）に入退出する際，専用スリッパに履き替える施設は少なくなった．これは，患者による放射性同位元素の汚染がほとんど認められず，高齢の患者が専用スリッパやスノコなどで転倒する危険性を回避するためである．ちなみに，作業者は労働安全衛生法上，専用スリッパに履き替えなければならない（「患者の核医学診療施設の入退出に係る安全確保に関するガイドライン」より）．

116

表2 放射性同位元素を用いた実験例

準備
1	サーベイメータで実験台などの汚染の有無を確認する.
2	実験台にポリエチレン濾紙（濾紙面が上）を敷く. バットを用いる場合は，バットの上にもポリエチレン濾紙を敷く.
3	サーベイメータのプローブをラップやビニール袋などで包む.
4	プローブの向きに注意してサーベイメータを傍らに設置する. このとき，バックグランドを測定・確認する.
5	遮蔽壁は，実験の妨げにならないように設置する.
6	ペーパータオルや実験で必要な器具などを配置する.
7	実験中の汚染物を入れるための容器やビニール袋などを準備する.
8	ゴム手袋を着用する. 揮発性の放射性同位元素を用いる場合は，必要に応じてマスクや帽子などを着用する.

開始（実験中）
9	サーベイメータの電源をON にする（実験中は常時ON）.
10	RI の原液は，フードやグローブボックス内で取り扱う.
11	実験はバットの中で行う. 器具類などもバットの中で用いる.
12	サーベイメータでゴム手袋の汚染を随時確認する. ゴム手袋が汚染されたときは，速やかに新しいゴム手袋に交換する.
13	汚染物は汚染物用の容器などに入れる.

終了
14	サーベイメータで使用した物品・器具などの汚染をすべて確認する.
15	汚染物については，可燃，難燃，不燃に分別し，放射性廃棄物として処理する.
16	サーベイメータで実験台などの汚染の有無を確認する.

3. 汚染検査と除染

A. 汚染検査

汚染検査には，サーベイメータを用いた直接測定法と，拭き取り法（スミア法）による間接測定法がある. これらは，測定箇所の表面汚染の検査である.

a. 直接測定法

サーベイメータによる汚染検査は，実験前，実験中，実験後および管理区域からの退室時などに行われる. 測定に用いられるサーベイメータは，GM 式サーベイメータ（高エネルギーのβ線放出放射性同位元素が対象），NaI シンチレーション式サーベイメータ（γ線放出放射性同位元素が対象）がよく用いられる. サーベイメータを用いた測定は簡便であり，その場で放射線量を直読することができるが，周囲のバックグラウンドの影響を受けやすい. 実験中に高値を示した時，近くの放射性同位元素溶液の影響なのか汚染が生じたのか判断に迷う場合があり，準備段階で設置するサーベイメータのプローブの向きには注意が必要である.

b. 間接測定法

スミア法は測定対象の表面を濾紙で拭き取り，濾紙に付着した放射性物質を検出する方法である. そのため，測定箇所における遊離性の汚染は検出できるが，固着性の汚染の検出には不向きである. 手技的にバックグラウンドの影響を受けにくいが，結果を得るまでに時間がかかる.

B. 除染の実際

汚染が発見されたときは，汚染の範囲をマーキングして，すみやかに除染を行う. 除染には，ペーパータオルによる拭き取り，汚染部分の廃棄，あるいは除染剤の使用などがある. 除染剤には，

水や中性洗剤，放射性同位元素用のクリーナーなどが用いられる．除染の際は，汚染を拡大しないように放射能レベルの低い方から高い方に向かって除染する．

ポリエチレン濾紙を敷いた実験台に部分的な汚染があった場合は，サーベイメータで汚染箇所を特定し，少し大きめに汚染箇所のポリエチレン濾紙を切り取る．切り取ったポリエチレン濾紙は放射性廃棄物として処理する．ポリエチレン濾紙の切り取った部分に新しいポリエチレン濾紙を貼り合わせれば継続して使用することができるので，放射性廃棄物を減らすことができる．

除染が困難な場合は，汚染箇所の除去（壁を削る，床の張替，器具類の廃棄など）を行う．ただし，短半減期の放射性同位元素による汚染で，汚染箇所からの被ばくと汚染拡大の防止措置（汚染箇所を遮蔽材料で覆うなど）をとれば，半減期によって減衰するまで待つという方法もある．

（南　一幸）

チェックリスト

□施設の入退出に関する諸注意を説明せよ．
□放射性同位元素の取扱い時における諸注意を説明せよ．
□汚染に対する測定方法を説明せよ．
□除染の手順を説明せよ．
□コールドランの重要性を説明せよ．

演 習 問 題（正解と解説は 126 頁）

1 次の文章は正誤を判断し，誤りがある場合は正しく直しなさい.

a 今まで放射線被ばくがなかった男性の放射線業務従事者が，ある月の放射線被ばくが 25 mSv となったため，翌年の放射線業務を停止するように指示された．理由は 5 年間で 100 mSv の限度から，年間の被ばく線量が 20 mSv という理由であった．この指示は正しいか？

b ある人が全身に X 線を 1 回，10 mSv を均等に被ばくした．この場合，生殖腺の線量当量は 0.4 mSv である.

c 3 名の放射線業務従事者が作業のため管理区域内に立ち入った．しかし，実際に非密封放射性同位元素を取り扱ったのは 1 名であったため，退出時の汚染検査は使用した 1 名のみが行なった．これは正しいか？

2 次のうち職業被ばくとみなされるのはどれか.

a ジェット機のパイロットの被ばく

b 胸部 X 線撮影を受けた患者の被ばく

c 病院の敷地内に居住する職員の被ばく

d X 線撮影時に患者を介助する家族の被ばく

e 核医学研究におけるボランティアの被ばく

3 放射性廃棄物の分類で正しい組合せはどれか.

a 濾紙 ——— 不燃物

b 注射針 ——— 難燃物

c ゴム手袋 ——— 可燃物

d ガラスバイアル ——— 不燃物

e プラスチック試験管 ——— 可燃物

4 非密封放射性同位元素の取扱いで誤っているのはどれか.

a 実験台にポリエチレン濾紙を敷く.

b 実験はバットの中で行う.

c 実験中必要に応じてサーベイメータの電源を ON にする.

d ゴム手袋をつけて放射性同位元素を取り扱う.

e 揮発性の放射性同位元素をフードの中で取り扱う.

5 汚染検査と除染について誤っているのはどれか.

a サーベイメータによる汚染検査は直接測定法である.

b ^{32}P の汚染検査には GM 式サーベイメータが用いられる.

c スミア法は間接測定法である.

d スミア法では濾紙を用いる.

e 除染にはアルカリ性洗剤を用いる.

演習問題 正解・解説 ─────────────────────────────────

I 放射能・放射線の性質（20頁）

1 正解 c

a **正解** 原子核は原子の質量の大部分を占め，電荷は<u>正に荷電している</u>．

解説 原子は，原子核と（軌道）電子からなる．原子核は正に荷電している陽子と荷電していない中性子からなる．また陽子と中性子の数と質量はほとんど同じで，陽子と中性子はほぼ同じ質量を持つが，電子はこれらの約1,800分の1と軽い．よって，原子核は原子の質量の大部分を占める．また，原子核は正に荷電している（3頁参照）．

b **正解** α崩壊では，原子番号が<u>2</u>減少し，質量数は<u>4減少する</u>．

解説 α線は陽子2個中性子2個からなる粒子で，^{4}He の原子核と同じである．α崩壊では，親核種がα線を放出して原子番号が2，質量数が4少ない娘核種に壊変する（5頁参照）．

c **正解** 正しい．

解説 ^{125}I は *in vitro* 検査で最もよく使われる核種で半減期は60日である．一方，*in vivo* 検査で使われる ^{123}I や *in vitro*, *in vivo* 検査の両方で使われる ^{131}I の半減期はそれぞれ13時間，8日である．一般に *in vivo* 検査では放射線被ばくなどを考慮して短半減期核種を，*in vitro* 検査では放射線の性質や試薬の保管性なども考慮に入れてそれより長い半減期の核種を使うことが多い（9頁参照）．

2

a **正解** 120mBq の ^{99m}Tc（半減期6時間）は，18時間後には<u>15mBq</u> になる．

解説 放射性同位元素（親核種）は，一定の法則で減衰し，より安定な原子核（娘核種）に崩壊する．親核種の現在（t = 0）の放射能を A_0，t 時間経過後の放射能を A，親核種の半減期を T とすると，その崩壊式は $A = A_0 (1/2)^{t/T}$ で表せる（9頁参照）．

そこで，上式に代入すると，$120 (1/2)^{18/6} = 120 (1/2)^3 = 15$（mBq）となる．

なお，^{99m}Tc は，半減期6時間で，核異性体転移によりγ線を放出して ^{99}Tc に崩壊する．

b **正解** 10mBq の ^{131}I（半減期8日）は，32日後には<u>0.625mBq</u> になる．

解説 aの解説で示した崩壊式に代入すると，$10 (1/2)^{32/8} = 120 (1/2)^4 = 0.625$（mBq）となる．

3

a **正解** <u>γ線</u>と物質の相互作用の1つにコンプトン散乱がある．

解説 β線と物質の相互作用は電離と励起，散乱，制動放射である（13頁参照）．

b **正解** 陽電子消滅において消滅放射線（0.51MeV）が<u>2</u>本出る．

解説 電子の静止エネルギーは0.51MeV である．陽電子が消滅するとき周囲の陰電子と結合するために電子は2個となる．それで0.51MeV の消滅放射線が2本出る（14頁参照）．

c **正解** 光電効果は<u>低</u>エネルギーのγ線と物質の相互作用で生じる．

解説 高エネルギーのγ線と物質の相互作用は電子対生成で，中エネルギーのγ線はコンプトン散乱であ

る（15 頁参照）.

4

a **正解** コンプトン電子はγ線の<u>一部</u>のエネルギーを持っている.

解説 コンプトン散乱はγ線がターゲット原子の一番外側の軌道電子にそのエネルギーの一部を与え，自らはエネルギーの低い散乱γ線となって散乱する（15 頁参照）.

b **正解** γ線と軌道電子の衝突で生じる光電子はターゲット原子の<u>K 殻</u>の電子である.

解説 光電子は，γ線と物質の相互作用の光電効果により生じる.γ線が自分のエネルギーすべてをターゲット原子の K 殻の電子に与えて，原子外に放出することにより生じる（14 頁参照）.

c **正解** β線の遮蔽を考えるときは<u>散乱や制動放射を考えるとよい</u>.

解説 β線は空気中の他の原子の磁場などにより進路を曲げられ直進しない.それで，後方散乱などを考慮に入れて遮蔽を考える.また，遮蔽板がβ線のエネルギーをすべて吸収できない場合は制動放射が起こり，X 線を浴びることになるので，これも考慮する必要がある（14 頁参照）.

5

a **正解** ベクレル（Bq）〔旧単位：キュリー（Ci）〕―――――――――― <u>放射能の単位</u>

解説 Bq は 1 秒間に 1 個の原子核が崩壊する量で，放射能の単位を表している（17 頁参照）.

b **正解** エレクトロンボルト（eV）―――――――――――――――― <u>放射線のエネルギー</u>

解説 eV は 1V の電位差をかけたときに電子が受け取るエネルギー量で，1.6×10^{-19}J に相当する.静止状態の電子の質量は 0.51MeV である（17 頁参照）.

c **正解** シーベルト（Sv）――――――――――――――――――――― <u>線量当量</u>

解説 Sv は放射線防護に関係する線量で，吸収線量（Gy）に線質係数および線量分布係数をかけたものである.吸収線量を Gy ではなく rad で表すと線量当量は rem になる（19 頁参照）.

6

a **正解** 放射線の生体に及ぼす影響を表す単位は <u>Sv（シーベルト）</u>である.

解説 放射線の生体に及ぼす影響をみる線量は実効線量（Sv）で，吸収線量に放射線加重係数をかけて等価線量（Sv）を求める.この等価線量に組織加重係数をかけたものが実効線量である.Gy は吸収線量で，放射線の種類，物質の種類に関係がない（19 頁参照）.

b **正解** <u>1Ci</u> とは 1 秒間に 3.7×10^{10} 個崩壊する放射性物質の量をいう.

解説 3.7×10^{10}Bq ということになる.1Bq は 1 秒間に 1 個の原子核が崩壊することである（17 頁参照）.

c **正解** γ線の場合，吸収線量<u>と線量当量は同じ</u>と考えてよい.

解説 γ線の線質係数は 1 であるので，線量当量＝吸収線量×線質係数で求められる.故に同じと考えられる.10 倍になるのは中性子線（10keV～）などである（18 頁，表 1 参照）.

Ⅱ 放射能・放射線の性質（38頁）

a **正解** NaI（Tl）シンチレーション検出器でγ線スペクトルを測定した時，<u>光電ピーク（または全吸収ピーク）</u>のチャンネル数が入射γ線のエネルギーに相当する.

解説 γ線スペクトルにおける横軸のチャンネル数（相対値）は，γ線パルス波高に比例する．パルス波高はシンチレータ内での蛍光量に比例し，この蛍光量はシンチレータ内でγ線により発生した高エネルギー電子のエネルギーに対応する．すなわち，光電ピークのチャンネルでは，γ線が光電効果によってエネルギーのすべてを電子に渡した際に生じるパルス波高に相当するので，このチャンネル数が入射γ線エネルギーに相当する．一方で，ある入射γ線が結晶内で最初にコンプトン散乱を起こした後，結晶を出る前に光電効果も起こし，結果として全エネルギーが結晶に吸収された場合においても，パルス波高は光電ピークのチャンネル数の大きさとなる．よって，光電ピークは全吸収ピークとも呼ばれる（25頁参照）.

b **正解** ^{3}H や ^{14}C などの低エネルギーβ線放出核種は，<u>液体シンチレーションカウンタ</u>で測定する.

解説 β線は飛程が短い（水中で 1 mm 程度以下）ため，NaI（Tl）シンチレータのような結晶シンチレータの外にβ線源を置いて測定するとβ線が容器等で遮蔽されてシンチレータ内に入り込めないため測定が困難である．一方，液体シンチレータであれば試料をシンチレータ内に混ぜ込んで測定できるため，^{3}H や ^{14}C などが放出する低エネルギーβ線の測定が可能となる（26頁参照）.

c **正解** GM 計数管で試料の測定を行ったところ，5分で 2,400 カウントを得た．一方，バックグラウンドは 10 分で 400 カウントであった．この時，正味計数率（cpm）と誤差は <u>440 ± 10 cpm</u> であり，相対誤差は <u>2.5 %</u>である．ここで，この検出器の計数効率 η を 0.01 とすると，試料の放射能 A は <u>733 Bq</u> と推測される.

解説 $t = 5$，$m = 2{,}400$，$t_b = 10$，$m_b = 400$ として，以下の式に代入すると，正味計数率と誤差は

$$\frac{m}{t} - \frac{m_b}{t_b} \pm \sqrt{\frac{m}{t^2} + \frac{m_b}{t_b^2}} = \frac{2400}{5} - \frac{400}{10} \pm \sqrt{\frac{2400}{5^2} + \frac{400}{10^2}} = 440 \pm 10 \quad \text{cpm}$$

であり，相対誤差は 10/440 × 100 = 2.27 % である．ここで，放射能 A（dps）と計数 N（cps）の関係は，計数効率 η を用いて次式のようになる.

A（Bq, dps）× η = m（cps）

d **正解** 血液のサンプリングを行い，その放射能を測定するために，<u>ウェル型シンチレーションカウンタ測定</u>を行い，<u>直接試料</u>から放射能を求めた.

解説 試料測定は，ウェル型シンチレーションカウンタを用い，直接試料の放射能を求める.

e **正解** PET/CT 検査は<u>陽電子放出核種</u>から放出される電子を計測するもので，^{18}F-FDG が最もよく使われ，<u>糖代謝</u>を表す画像を提供する．X 線 CT 画像を融合させることで，<u>糖代謝の分布</u>の位置を明確にすることができる.

解説 PET 検査用の核種は陽電子放出核種で，単一光ではなく消滅光子を計測する．^{18}F-FDG は血流ではなく糖代謝を反映しており，糖代謝分布を示す画像となる.

f **正解** 管理区域内の床の汚染箇所を調べるため，<u>GM サーベイメータ</u>でサーベイした．ある箇所で高い線

量が確認されたので，スミア濾紙を使って必要最小限に拭き取り，除染を行った．

解説　一般的に汚染の確認には GM サーベイメータが使用される．汚染箇所が見つかった場合は，汚染範囲が広がらないように，モップではなく，スミア濾紙などを使って，汚染箇所の周辺から中心に向かって拭き取りをする．

Ⅲ　放射性同位元素の製造と放射性医薬品（46 頁）

a　**正解**　SPECT に用いる放射性医薬品は γ 線を放出する核種が多く用いられる．

解説　γ 線は α 線，β 線よりも透過性が高く，細胞毒性が低いことから single photon すなわち単一光子の γ 線を放出する核種を用いる．

b　**正解**　^{125}I は γ 線放出核種で RIA によく用いられる．

解説　RIA は in vitro の検査である．分析者の被ばくを考慮し低エネルギーの γ 線，β^- 線が用いられる．蛋白質などを標識しやすく，外部計測が可能な γ 線を放出するなどの理由から ^{125}I が最もよく用いられる．

c　**正解**　^{99m}Tc の娘核種は ^{99}Tc である．

解説　放射性同位元素の製造には ^{99}Mo（半減期：66 時間）→ ^{99m}Tc（半減期：6 時間）ジェネレータが広く用いられている．^{99m}Tc → ^{99}Tc となる．

d　**正解**　RIA に最も多く用いられる核種は ^{125}I である．

解説　b の解説参照．

e　**正解**　PET に用いられる核種は半減期の短いものが多い．

解説　陽電子放出核種が用いられる．^{11}C（半減期：20 分），^{13}N（半減期：10 分），^{15}O（半減期：2 分），^{18}F（半減期：110 分）．

Ⅳ　試料測定法による検査（79 頁）

a　**正解**　RIA と IRMA の共通点は，抗原抗体反応を利用する検査法である点である．

解説　RIA は抗体に対する試料中の抗原（非標識抗原）と標識抗原の競合的な抗原抗体反応を利用する方法である．一方，IRMA は固相抗体と標識抗体で試料中の抗原をサンドイッチ型の結合物にするという競合反応を利用しない方法である．したがって共通点は抗原抗体反応を利用する点である（54 頁，64 頁参照）．

b　**正解**　RIA と CPBA の相違点は，競合反応の対象が RIA では抗体，CPBA では特異的結合蛋白である点である．

解説　RIA と CPBA はいずれも競合反応を利用する測定法であるが，RIA は抗体に対する試料中の抗原（非標識抗原）と標識抗原の競合的な抗原抗体反応を利用する方法である．一方，CPBA は血液中に存在する測定物質に対するキャリア蛋白である特異的結合蛋白を利用する測定法である（54 頁，61 頁参照）．

c　**正解**　RRA に適した標識方法は，酵素法である．

解説　放射性同位元素をトレーサーとして物質に導入する方法を標識法という．標識する核種としては，

計測する上で最も一般的な放射性ヨウ素（^{125}I）が用いられ，蛋白性物質に ^{125}I を導入する直接標識法が用いられる．直接標識法には，クロラミン T 法，酵素法などがある．特徴としては，クロラミン T 法は，強力な酸化剤であるクロラミン T を用いる方法で，比放射能の高い物質が得られる反面，クロラミン T の酸化作用により標識物質が変性する可能性があり，不安定な物質の標識には不適である．一方，酵素法は，酵素と過酸化水素により緩やかに酸化する方法で，比放射能はクロラミン T 法より劣るが，物質の変性は少なく RRA には適した方法である（61 頁，63 頁参照）．

d　**正解**　鉄欠乏性貧血の患者に鉄動態検査を行った場合，血漿鉄消失時間（PID）は<u>短縮し</u>，赤血球鉄利用率（%RCU）は <u>100%を示す</u>．

　　解説　鉄動態（フェロカイネティクス）検査は，トランスフェリンに結合させた ^{59}Fe を静注した後血液や臓器の体表測定を行って体内の鉄の代謝を測定し，造血の機能を把握する検査法である．鉄欠乏性貧血では，血清鉄が不足しているため，^{59}Fe は速やかに骨髄に取り込まれ，骨髄でヘモグロビンに合成された後末梢血中に放出される．したがって，PID は短縮し，静注された ^{59}Fe のほぼすべてが赤血球となるため，%RCU は 100%を示す（68 頁参照）．

e　**正解**　遺伝性球状赤血球症の患者に赤血球寿命（^{51}Cr 法）検査を行った場合，赤血球半寿命は<u>短縮し</u>，体外測定では脾臓への放射能の集積が著明となる．

　　解説　赤血球寿命（^{51}Cr 法）検査は，被験者から採取した赤血球に放射性クロム酸ナトリウム（^{51}Cr）を標識した後静注し，注射後と翌日から赤血球中や臓器の ^{51}Cr の放射能量を計測し，赤血球の寿命や赤血球が破壊される臓器の推定を行う検査法である．遺伝性球状赤血球症では，赤血球膜の異常による球状赤血球が選択的に脾臓に取り込まれて破壊されるため，赤血球半寿命（T1/2）は短縮し，体外測定は脾臓への放射能の集積が著明となる（70 頁参照）．

f　**正解**　ELISA のような固相法<u>でも B/F 分離は必要である</u>．

　　解説　抗体あるいは抗原を固定化した固相法では一見 B/F 分離の操作がないようにみえるが，洗浄の過程で遊離型を除去しており，B/F 分離を行っている（74 頁参照）．

g　**正解**　FPIA では，測定対象の量に応じて<u>偏光度が変化する</u>．

　　解説　FPIA は分子の運動自由度に基づく蛍光偏光度の解消に基づいた均一系アッセイである．放出された蛍光は偏光フィルタを通して観測され，偏光度の大小が変化する（75 頁参照）．

h　**正解**　LOCI は，励起光を照射して発光強度を観測するが，<u>化学発光免疫測定法の一種である</u>．

　　解説　LOCI は励起光を照射するが，これは一重項酸素を発生させるためである．この一重項酸素の酸化力に基づいた化学発光により光が放出される（77 頁参照）．この項で取り上げた例では，照射する励起光の波長（680 nm）より観測する発光波長（612 nm）が短波長であり，蛍光光度法ではあり得ないことである（Stokes の法則）．

Ⅴ　体外測定法による検査（99頁）

1　**正解**　a, c

　　解説　認知症の検査には ^{123}I–IMP がよく用いられている．^{123}I–MIBG は，心筋交感神経機能シンチグラフィと副腎髄質シンチグラフィに用いられる薬剤である．認知症の画像統計解析処理として SPM，3D–

SSP 処理が行われている．^{123}I-イオマゼニルは，中枢性ベンゾジアゼピン受容体に特異的に結合する特性を有する．てんかん焦点では，ベンゾジアゼピン受容体の機能低下や脱落が起こっているため^{123}I-イオマゼニルの集積が低下した画像となる．Alzheimer 病では側頭，頭頂葉，後部帯状回の血流低下が起こり，Lewy 小体型認知症認知症では後頭葉を含む大脳皮質の全般低下となる特徴を有する．

2　正解　e

解説　^{131}I-ヨウ化ナトリウムは，甲状腺腫瘍に特異的に集積する．^{99m}Tc-MDP は，骨メタ，血流亢進部位などに集積し，腫瘍の種類の同定は困難である．^{99m}Tc-MIBI は，心筋血流製剤であるが，甲状腺腫瘍，肺癌，乳癌，脳腫瘍などへ集積する．^{18}F-FDG，^{67}Ga-クエン酸ガリウムは，様々な腫瘍に集積する．

3　正解　a, c

解説　対象は，乳癌，消化管癌，胃癌，皮膚悪性黒色腫，頭頸部癌などである．

4　正解　c

解説　解析ソフトウェアの名称は，QGS などである．拡張期の心機能指標として拡張期末期容積を算出できる．心電図同期心筋 SPECT で得られた心機能指標（拡張末期容積，収縮末期容積，1 回拍出量，駆出分画）と心プールシンチグラフィより得た心機能指標は高い相関を示す．同じ収集時間では分割数が多いほどデータ量が少なくなりノイズは増加する．^{201}TlCl を用いた心電図同期心筋 SPECT の施行は可能である．

5　正解　a, b

解説　c は尿中排泄が正しい．d は切除不能な病巣や転移巣が正しい．e で骨転移の疼痛緩和に用いるのは ^{89}SrCl$_2$ や ^{223}RaCl$_2$ が正しい．

Ⅵ　取扱いと安全管理（119頁）

1

a　**正解**　誤りである．

解説　正しくは，5 年間で 100 mSv，かつその中のある 1 年間で 50 mSv を超えないこととされている．この放射線業務従事者は過去に被ばくがないので，翌年の業務を停止しなくてもよい．しかし，なぜその被ばく線量になったのか，その理由は調査すべきである．

b　**正解**　誤りである．

解説　生殖腺の組織加重係数は 0.08 なので，10 mSv × 0.08 ＝ 0.8 mSv となる．

c　**正解**　誤りである．

解説　作業の有無にかかわらず，退出時にはハンドフットクローズモニタで汚染検査を全員がしなくてはならない．作業者から非密封放射性同位元素が飛んだかもしれないし，床や壁，作業台などの汚染に触れているかもしれないためである．

2　正解　a（110頁参照）
　a　**解説**　ジェット機のパイロットの被ばくは自然放射線による被ばくであるが，高度が高くなると宇宙線による被ばくが多くなるため，職業被ばくに分類される.

　b　**解説**　患者の被ばくは，医療被ばくである.

　c　**解説**　居住区域における被ばくは，職業に関係なく公衆被ばくである.

　d　**解説**　患者の付添や介助者の被ばくは，医療被ばくである.

　e　**解説**　生物医学研究における志願者（研究ボランティア）の被ばくは，医療被ばくである.

3　正解　d（114頁，表10参照）
　　解説　放射性廃棄物における分類では，濾紙は可燃物，注射針は不燃物，ゴム手袋は難燃物，ガラスバイアルは不燃物，プラスチック試験管は難燃物である.

4　正解　c（117頁，表2参照）
　　解説　非密封放射性同位元素を取り扱う実験中はサーベイメータの電源を常時ONにし，ゴム手袋を着用した手の汚染を随時確認する．作業中に汚染したゴム手袋でサーベイメータの電源に触れると汚染を拡大する恐れがある.

5　正解　e（117頁参照）
　　解説　除染には，溶液の性質が穏やかな水や中性洗剤，放射性同位元素用のクリーナーなどを用いる．酸性やアルカリ性の溶液を用いて除染するとガスが発生することがある.

用語解説

あ

一重項酸素
通常の酸素分子は分子軌道に2つ存在するπ*軌道に1つずつ、スピンの向きを同じくした電子が入っており、2つの不対電子を持つ（三重項酸素）．これに対して一重項酸素は、π*軌道の1つにのみスピンの向きが異なる2つの電子が入っている．したがって、軌道上に不対電子を持たず、空になったもう1つのπ*軌道が電子を求めるため強い酸化力を持つ（77頁図4参照）．

医療被ばく
主に放射線の診断や治療を受ける患者の被ばくである．人体に与える害よりも放射線検査などによって得られる便益（ベネフィット）があるため、線量限度が設けられていない．その他、患者の付添や介助者、生物医学研究における志願者（研究ボランティア）の被ばくも医療被ばくとして取り扱われる．

液体シンチレーションカウンタ
α線やβ線放出核種を含んだ試料を液体シンチレータに混ぜて透明なバイアルに入れて、バイアル内での微弱な蛍光により生じる放射線パルスの数と波高を自動で計数する装置のこと．複数のバイアルを専用のトレイに入れて本体にセットすることで、順番に自動測定が可能である．計数だけでなくスペクトル表示が可能．

汚染検査
表面汚染の測定にはサーベイメータを用いた直接測定法と拭き取り法（スミア法）による間接測定法がある．
よく用いられるサーベイメータは、GM式サーベイメータ、NaIシンチレーション式サーベイメータである．スミア法は測定箇所における遊離性の汚染は検出できるが、固着性の汚染検出には不向きである．

外部被ばく防護の3原則
距離、時間、遮蔽の3つを基本とした外部被ばくの防護対策である．放射性同位元素を取り扱うときは、線源との距離をとり、作業時間を短くし、遮蔽を行うことで外部被ばくを軽減できる．α線の遮蔽には紙、β線の遮蔽にはプラスチックやアクリル、γ線の遮蔽には鉛やタングステンなどが用いられる．

核種
原子核内の陽子数と中性子数、エネルギー準位により分類される原子をいう．核内の陽子数や中性子数が同じでもエネルギー準位が異なる場合も存在し、互いに核異性体の関係にあり、別の核種として分類する（例：^{99m}Tcと^{99}Tcは別核種）．

画像サーバー
医用デジタル画像の画像フォーマットはDICOM（digital imaging and communication in medicine）形式と呼ばれ、メーカーやモダリティによらずデータのやり取りができる．病院などではこれらの画像をPACS（picture archiving and communication system）と呼ばれる画像保管通信システムにより、画像サーバーと呼ばれるデータ倉庫に蓄積し、容易にアクセスして診断できる．

数え落とし
高計数率の環境下で放射線をすべて計数することができず過小評価となる現象のこと．分解時間（1つの放射線パルスを計測できる時間）内に複数の放射線が検出器に入っても1つしか計数できないことが原因で発生．分解時間の最も長いGM計数管（分解時間～400μ秒）で顕著に現れる．

関心領域（region of interest：ROI）
対象領域ともいう．核医学画像検査などにおけるイメージング技法で、観察し測定する領域を絞る場合の特定の領域のことである．また、画像の圧縮などにおいて特定の領域に多くの符号量を割り当てることを指す場合もある．画像検査において臓器全体だけでなくその一部分を詳細に観察したいときなどに設定することで、診断の精度を高めることができる．

機能画像
血流や受容体などの分子レベルの機能を、画像化したものを機能画像と呼ぶ．画像として提示するため形態画像のように視覚的な評価にはなるが、それは分子レベルの振る舞いを示しているため、形よりは生体機能の画像化であり、数値化して定量値を得ることもできるため、このように呼ばれる．

競合蛋白結合測定法（competitive protein binding assay：CPBA）
測定しようとする物質（非標識物質）に対する特異的結合蛋白を抽出・精製などであらかじめ作製する．測定しようとする物質を放射性同位元素で標識して標識物質を作製

129

する．一定量の標識物質，一定量の特異的結合蛋白，試料である非標識物質を加えると，特異的結合蛋白に対し競合反応が起こる．反応終了後，B/F 分離して B または F をカウントし，標準曲線より試料中の物質の濃度を読み取る方法である．測定可能な物質は特異的結合蛋白を持つものに限られる．

競合反応

ある物質（トレーサー）で標識した物質（標識物質）と試料中の測定したい物質（非標識物質）が，特異的に結合できる物質に対して競い合って結合する反応のこと．最も一般的な例はトレーサーに放射性同位元素（RI）を用いる放射免疫測定法（RIA）であるが，他にも競合蛋白結合測定法（CPBA），放射受容体測定法（RRA），トレーサーに RI ではなく酵素を用いる酵素免疫測定法（EIA）などがある．

競合放射測定法（competitive radioassay）

トレーサーとして放射性同位元素を用い，競合反応を反応原理として試料中の微量物質を定量する方法の総称である．競合の対象となる物質によって分類され，抗体の場合は放射免疫測定法（RIA），血液中の特異的結合蛋白の場合は競合蛋白結合測定法（CPBA），受容体（receptor）の場合は放射受容体測定法（RRA）とよばれる．

均一系 / 非均一系

抗原抗体反応後，結合型（B），遊離型（F）が混在した状態では信号の区別ができないため，B/F 分離を必要とする測定系を非均一系（heterogenous）と呼ぶ．これに対し，B，F いずれか一方のみが信号を発するか両者の信号が区別できるため B/F 分離を要さない測定系を均一系（homogenous）と呼ぶ．

クエンチング（quenching）

クエンチングとは，消える，抑えるといった意味である．シンチレータにおけるクエンチング効果（消光効果）とは，シンチレータ内で蛍光量が自己吸収などの影響で弱くなり放射線パルスが小さくなることを意味する．GM 管におけるクエンチングガスは，過剰なガス増幅を抑えるガスを意味する．

蛍光ガラス線量計

ラジオフォトルミネセンス（RPL）現象を利用した線量計の総称．放射線照射により付与されたエネルギーを励起により蓄積することが可能であり，熱刺激により生じる発光量を測定することで線量の測定が可能．OSL 線量計と同様，個人被ばく線量計バッジとして利用されている．

計数効率

放射能 A（Bq, dps）の試料を測定した際，放射能 A に対して測定された 1 秒当たりのカウント N（cps）の割合．すなわち，測定値 N（cps）を計数効率で割れば，放射能 A を推定することができる．計数効率は，検出器の種類，測定方法，放射線の種類，放射線エネルギーごとに様々な値となる．

形態画像

X 線写真や X 線 CT，MRI などで得られる画像は主に形状を得る画像で，これを形態画像と呼ぶ．MRI は一概に形態画像とはいえないものもあるが，主に形状の変化から診断を行うことからこのように呼ぶ．

原子

物質や分子の最小単位で，原子核と軌道電子から構成されている．原子核はほぼ同数の陽子と中性子とからなり，電子と陽子の数も同じである．陽子は正の，電子は負の電荷を帯び，中性子は電荷を持たないので，原子全体の荷電状態は中性である．陽子と中性子の質量はほぼ同じで，電子の質量を 1 とするとそれぞれその約 1,836，1,838 倍である．したがって，原子の質量の大部分は原子核にある．原子の大きさは半径約 10^{-10}m，原子核は約 10^{-15}〜10^{-14}m であり，原子は中心に原子核が小さく凝縮して存在し，軌道電子が外側に大きく広がった球形状である．

公衆被ばく

放射線による一般公衆の被ばくであり，1 年間につき 1 mSv が線量限度となる．公衆被ばくの線量限度は，職業被ばくの限度値より厳しく設定されている．病院などの放射線施設からの排水，排気および放射性廃棄物についても一般公衆の限度を超えないように管理されている．

高純度 Ge 半導体検出器

高純度の Ge からなる p 型，n 型半導体を接合して逆バイアスをかけることで，接合面の境界に生じた空乏層（電気的に中性の層）を放射線検出部分とした放射線検出器のこと．γ 線スペクトルや放射能の測定に使用．NaI（Tl）や CsI（Tl）のような結晶シンチレータよりエネルギー分解能が 10 倍程度良い．

光電効果

γ線がターゲット原子のK殻の電子に自らのエネルギーすべてを与えて消滅する現象.

光電子

光電効果によってターゲット原子から放出される電子が光電子である. 光電子のエネルギーはK殻のエネルギーとγ線のエネルギーの和である.

光電子増倍管

可視光から紫外線領域の極微弱で瞬間的に生じる発光量を増幅して電気信号（パルス）に変換する機器のこと. 直径5〜8 cmくらいの円柱または六角柱の真空管内にダイノードを複数配置し，1つの光電子に対して多数の電子を次々に放出し，電子なだれのように増幅させる. 光電子増倍管に入射する光子は，約25%の確率（量子効率）で電子1個に変換（光電子）され，この電子が100万倍程度に増幅されて，パルスを形成する. 地球磁場にも影響するので電磁シールドが施される.

コンプトン散乱

γ線がターゲット原子の最外殻の軌道電子に自らのエネルギーの一部を与えて，自らは低エネルギーのγ線となって散乱していく現象.

コンプトン電子

コンプトン散乱の時にターゲット原子の最外殻の電子はγ線のエネルギーの一部を得て原子外に放出される. この電子がコンプトン電子である. コンプトン電子のエネルギーはその電子の軌道エネルギーとγ線のエネルギーの一部の和である.

散乱

β線が空気中の原子の電界によって進行方向を曲げられてしまう現象. 空気中に多くの原子が存在しているので進行方向が曲げられて，元の側に戻ってしまうこともある（後方散乱）. 放射線防護に関連している.

ジェネレータ

比較的長半減期の親核種があり，その壊変による娘核種について，これらを親核種より分離抽出する装置をいう. 通常親核種を適当なカラムに吸着させてあり，やがてカラム内で放射平衡となる. 必要に応じて適当な溶媒で溶出して使う. 現在，^{99m}Tc-ジェネレータが広く用いられており，他にも^{81m}Kr-ジェネレータなどがある.

実効線量

放射線が人体に対する被ばく影響を評価する単位で，Svで表す. 等価線量に組織加重係数をかけて算出する.

消滅放射線

$β^+$線（陽電子）が運動エネルギーを失うと，周りに存在する陰電子と結合して消滅していく. このとき放出される放射線が消滅放射線であり，電子の静止質量に当たる0.51 MeVのエネルギーの放射線2本が放出される.

職業被ばく

放射線を取り扱う業務上の被ばくであるため，線量限度が定められている. 対象者は，業務中に個人被ばく線量計によるモニタリングを実施し，定期的に健康診断を受けなければならない. ジェット機乗務員や宇宙飛行士は宇宙線による被ばくが多いので，職業被ばくとして取り扱う.

除染

除染には，ペーパータオルによるふき取り，汚染部分の廃棄，あるいは除染剤の使用などがある. 除染剤には，水や中性洗剤，RI用のクリーナーなどが用いられる. 除染の際は，汚染を拡大しないように放射能レベルの低い方から高い方に向かって除染する. 短半減期の放射性同位元素による固着性の汚染の場合，対策を講じて減衰を待つ方法もある.

試料測定法による検査

放射性同位元素を用いて行う検査のうち試料測定を伴う検査法を指す. 放射性医薬品を患者に投与後，患者から採取した試料（血液，尿，糞便など）に含まれる放射能を測定して，体液量や吸収・代謝機能を検査する *in vivo* 検査と，患者に放射性同位元素を投与せずに，試料中に含まれる微量物質を試験管内での反応により定量分析する *in vitro* 検査に分けられる.

シンチグラフィ，シンチグラム

シンチグラフィは体外測定法の一種で，放射性医薬品を体内に投与し各臓器・組織から放出される放射線を検出し画像化して放射線診断を行う方法である. また，得られた画像をシンチグラムという. 脳，心，肺，甲状腺，肝，腎，骨，腫瘍など，ほとんどの臓器・組織を検査するシンチグラフィがあり，各シンチグラフィには適した放射性医

薬品が使用される．測定にはシンチカメラ，SPECT，PET などが使われる．

シンチレーションカウンタ

NaI（Tl）や CsI（Tl）のような結晶シンチレータ内で放射線により生じた蛍光による発光を光電子増倍管でパルス信号に変換し，増幅器，波高弁別器，計数器などを通じて放射線パルスを計数する装置のこと．さらに，パルス波高ごとにパルス波高分布を求める機能が加わったものを γ 線スペクトロメータと呼ぶ．

シンチレータ

光子が入射すると相互作用によって蛍光を発する物質をシンチレータといい，発光現象をシンチレーションという．単一光子放出核種には NaI（Tl）が広く利用されているが，消滅光子用には専用のシンチレータが用いられ，最近では LSO（$Lu_2SiO_5 : Ce$）や LYSO（$Lu_{2(1-x)}Y_{2x}SiO_5 : Ce$）と呼ばれるシンチレータが利用されている．

スミア濾紙

スミア法は拭き取り法とも呼ばれ，濾紙で汚染部または汚染が疑われる場所を拭き取り，濾紙に放射性核種が付着しているかを測定する測定試料として使われる．持ち手の形状から，蝶型やスプーン型などがある．^3H（三重水素，トリチウム）のような低エネルギー β 線の場合，シンチカクテルに溶ける材質のものもある．

制動放射

β 線がターゲット原子の電界によって急激に減速される際，持っている運動エネルギーを電磁波の形で放出する現象．放射線防護に関連している．

制動放射線

制動放射によって放出される電磁波で，X 線である．このエネルギーは連続で，β 線の運動エネルギーに等しい最大値を持つ．

線スペクトル，連続スペクトル

放射線の発生頻度を縦軸に，放射線のエネルギーの大きさを横軸にしてその関係をみたとき，ある限られたエネルギーの位置に細い線状のスペクトルが現われる場合を線エネルギースペクトル（線スペクトル）といい，幅広いエネルギー範囲に連続してなだらかなピーク状にスペクトルが観察される場合を連続エネルギースペクトル（連続スペクトル）という．α 線，γ 線，内部転換電子，特性 X 線な どのエネルギーは線スペクトルを示し，β 線，中性子線などは連続スペクトルを示す．

線量当量

放射線防護関係に使用される生物学的効果を示す線量である．吸収線量に補正係数を乗じて放射線の種類や照射条件の違いを同一単位で決められるようにした．Sv = Gy × 線質係数×線量分布係数（通常は 1）で求める．

体外測定法

放射性医薬品を体内に投与し，目的臓器から放出される放射線（主に γ 線）をシンチカメラ，SPECT，PET などで検出する方法である．目的臓器の放射能分布を画像化してその形態的機能をみるシンチグラフィや，目的臓器への経時的変化を測定する動態機能検査，目的臓器への摂取率を測定する検査などがある．測定機器の進歩や放射性医薬品の開発などにより，近年の RI 臨床検査の中でもその頻度，発展が著しい分野である．

鉄動態（フェロカイネティクス）検査

患者から採取した血液中のトランスフェリンに結合させた ^{59}Fe を，患者に静注して戻した後，当日は血漿中の，翌日から 10～14 日間は赤血球中の ^{59}Fe の計測を行うとともに，心，肝，脾，骨髄の各臓器に集積する ^{59}Fe の体外測定を行って体内の鉄の代謝・動態を追跡し，造血の機能並びに赤血球の破壊を把握する検査法である．

電子対生成

γ 線がターゲット原子の原子核近傍の強い電界中で消滅し，陰電子と陽電子を放出する現象．陽電子は運動エネルギーを失った時，周りの陰電子と結合して 0.51MeV の 2 本の消滅放射線を放出する．

電離と励起

β 線がターゲット物質の構成原子に含まれる軌道電子と衝突し，エネルギーの一部またはすべてを与え軌道電子が外側の軌道に移る（励起）か，または原子の外に放出する（電離）現象である．

等価線量

放射線の人体に対する被ばく影響を評価する単位で，Sv で表す．組織の吸収線量に放射線加重係数をかけて算出する．

内部被ばく防護の3D2Cの原則

希釈（dilute），分散（disperse）により放射能濃度を低くする．汚染を除去（decontaminate）する．閉じ込め（contain）により，放射性物質が拡散しないようにする．管理の集中化（concentrate）により線源の散逸や不明をなくす．これらを実施することが内部被ばくの防護につながる．

は

ハンドフットクローズモニタ

汚染検査室に設置され，作業者の手足や衣服に放射性の汚染がないかをチェックする装置である．履物を履いたまま台に上がり，手を差込口に入れると一番奥がスイッチになっている．10秒程度計測して，基準値以上の放射能が測定されるとブザーなどで異常を知らせる．多くはGM計数管が使われる．

標識化合物

化合物分子中の特定の原子を，その原子の放射性同位元素に置換したものをいう．これにより放射能を指標としてその化合物の代謝過程，生体内挙動などを追跡できる．

標識方法

広い意味では，ある個体や物質にトレーサーとして目印となるものを付けて識別する方法が標識法である．ラジオアッセイの分野においては，放射性同位元素をトレーサーとして物質に導入する方法を標識法といい，計測する上で最も一般的な放射性ヨウ素（^{125}I）を用いて蛋白性物質に^{125}Iを導入する直接標識法や，小分子物質を導入して^{125}Iを導入する間接標識法，物質構成元素の同位体とトリチウム（^{3}H）あるいは炭素14（^{14}C）とを置換する置換法などがある．

平面偏光

光を電磁波として考えた時，その進行方向に対して直交する平面を振動する同一位相の電場および磁場ベクトルを持つが，通常の光線は光の進行方向から眺めた場合，あらゆる方向に振動する波の集まりである（図A）．このような光が偏光プリズムを通過すると，特定の平面を振動する光のみを取り出すことができる（図B）．これを平面偏光という．

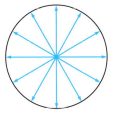
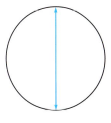

A 通常光　　　　B 平面偏光
　　　　　　　　（特定の平面方向にのみ振動）

図　光の進行方向から眺めた場合の振動面

放射受容体測定法（radioreceptor assay：RRA）

測定しようとする物質（非標識物質）に対する組織受容体を抽出・精製などであらかじめ作製する．測定しようとする物質を放射性同位元素で標識して標識物質を作製する．一定量の標識物質，一定量の組織受容体，試料である非標識物質を加えると，組織受容体に対し競合反応が起こる．反応終了後，B/F分離してBまたはFをカウントし，標準曲線より試料中の物質の濃度を読み取る方法である．測定可能な物質は組織受容体を持つものに限られる．

放射性医薬品

診療用放射性同位元素ともいう．医薬品として疾病の診断，治療の目的に用いられる非密封放射性同位元素，またはその標識化合物をいう．人体に投与されるものの他，放射免疫測定法などに用いられる放射性試薬も含まれる．ただし，ラジウム針などの密封線源は除く．

放射性同位元素

陽子数を原子番号，陽子数と中性子数の和を質量数といい，原子番号が同じで質量数が異なる元素を互いに同位元素という．同位元素の中でもエネルギーを持っていない元素を安定同位元素，エネルギーを持って不安定な核種を不安定同位元素または放射性同位元素という．放射性同位元素は崩壊してエネルギーを放射線として放出することで，より安定となる．

放射性同位元素内用療法

放射線治療法の一種で，患者に非密封の放射性医薬品を投与して目的臓器に選択的に集積させ，放射性同位元素による治療を行う方法である．局所療法としての放射線外部照射とは異なり全身療法である．現在，わが国で保険承認されている内用療法は，甲状腺機能亢進症や甲状腺癌治療への^{131}I，癌の骨転移による疼痛の緩和への^{89}Sr，悪性リンパ腫の放射性免疫療法への^{90}Yなどに限定されている．

放射性廃棄物

固体廃棄物，液体廃棄物，気体廃棄物の3種類がある．個体廃棄物と液体廃棄物は，専用のドラム缶や段ボール箱に収納した後，廃棄業者である日本アイソトープ協会に引き渡し，廃棄を委託する．気体廃棄物については排気施設でフィルタ処理され，一般廃棄される．

放射性崩壊（壊変）

放射性核種（親核種）が放射線を放出して別の核種（娘核種）に変わること．放射性崩壊には α 崩壊，β 崩壊，γ 線の放出（γ 遷移）などの形式がある．放射性崩壊の形式ごとに，娘核種の原子番号や質量数が変動する場合があり，放出する放射線の種類も異なる．放射線のエネルギーも核種ごとに異なる．

放射線

高い運動エネルギーを持つ粒子（α 線，β 線，陽子，中間子，中性子など）または波長が短く高いエネルギーを持つ電磁波（γ 線，X 線）の総称．放射線は，直接または間接に物質の原子や分子を電離または励起させ，エネルギーを与える性質を有する．原子核崩壊，核反応，核分裂反応などで放出される．

放射能

本来は放射性核種が崩壊を起こし放射線を放出する能力を意味したが，現在は放射性同位元素が単位時間当たりに崩壊する崩壊率（壊変率）をいう．単位は Bq（ベクレル）で，1Bq＝1崩壊／秒である．古くは Ci（キュリー）が用いられていた．$1Ci = 3.7 \times 10^{10} Bq$ の関係にある．

放射免疫測定法（radioimmunoassay：RIA）

測定しようとする物質すなわち抗原（Ag）（非標識抗原）に対する抗体（Ab）をあらかじめ作製する．また，測定しようとする物質を放射性同位元素で標識して標識抗原（*Ag）を作製する．一定量の*Ag，一定量の Ab，試料である Ag を加えると，Ab に対し競合反応が起こる．反応終了後，B/F 分離して B または F をカウントし，標準曲線より試料中の Ag 濃度を読み取る方法である．

ミルキング（milking）

RI ジェネレータにおいて，娘核種を溶出する操作を，乳牛よりミルクを搾るのにたとえていう．

免疫放射定量測定法（immunoradiometric assay：IRMA）

測定したい物質に対する抗体をあらかじめ作製し，放射性同位元素で標識して ^{125}I 標識抗体を作製する．この標識抗体と試料である抗原とを反応させる方法が IRMA で，競合反応を用いた方法とは原理的に区別される．IRMA にはいくつかの方法があるが，あらかじめ固体に抗体を結合させた固相抗体と標識抗体とでサンドイッチ型の結合物を形成させるサンドイッチ法が最も繁用されている．

融合画像

CT，SPECT，PET などの各画像測定機器は，形態の観察に適する，機能の観察に適するなど，それぞれ特徴を持つ．そこで各機器で測定した画像を融合することで，病変の位置をより正確に同定しかつその性状についても把握することが可能となる．こうした画像を融合画像といい，1種の画像よりも効果的な診断や治療を行うことができる．最近は SPECT/CT，PET/CT，PET/MRI など異なる2種の機器を搭載した装置が開発されている．1回の測定で同時に異なる画像が得られるので，患者の負担軽減だけでなく，融合画像の信頼・精度を高めることにもつながっている．

有効半減期

体内に投与された放射性医薬品は，1つは代謝・排泄により減衰していく．生体中の原子数（放射能）が半分になるまでの時間を生物学的半減期という．一方，放射性同位元素は本来の物理学的半減期に従って減衰する．有効半減期はこの2つの半減期を考慮したもので，被験者の内部被ばくによる放射線防護の指標となる．

$$\frac{1}{\text{有効半減期}} = \frac{1}{\text{物理学的半減期}} + \frac{1}{\text{生物学的半減期}}$$

ギリシャ文字・欧文

γ 線スペクトル

γ 線が検出器内で光電効果，コンプトン散乱，電子対生成などで発生した高エネルギー電子のエネルギーに比例した蛍光量（パルス波高）を γ 線イベントごとに測定し，横軸をパルス波高としてソートした分布（ヒストグラム）のこと．無機シンチレータや高純度 Ge 半導体検出器で測定が可能．

B/F 分離

免疫測定法では特定の信号で標識した抗原あるいは抗体を用い，測定対象物質とともに抗原抗体反応を行う．その後，抗原抗体結合体（結合型，boud：B）または非結合体（遊離型，free：F）いずれかの信号を測定することで定量を行うが，反応後の溶液中には B，F が混在しており信号の区別ができず，何らかの方法で両者を分離しなければならない．これを B/F 分離と呼ぶ．

B/F 分離法としては，B と F の分子量や性状の差を利用する物理的・化学的方法や，競合放射測定法で開発された方法があり，操作により B と F の割合を変えない，種々の干渉を受けない，再現性がよい，などの条件がある．

Bq（ベクレル）

1 秒間に 1 個の原子核が崩壊する量．dps で表される．

Ci（キュリー）

1 秒間に 3.7×10^{10} 個の原子核が崩壊している量．

C/kg

照射線量の単位で，γ 線，X 線がある場所へどれだけ照射されたかを示す量で電離する能力を表す．γ 線放出核種 1 Ci の点線源から 1 m 離れた位置の線量率，核種によって固有の値，体外被ばく線量の推定の際などに用いられる．

eV（エレクトロンボルト）

エネルギーを表す単位で，1V（ボルト）の電圧によって加速される電子が持つ運動エネルギーである．静止状態の電子の質量は 0.51MeV である．

^{18}F-FDG

フッ素-18 は 511keV の消滅光子を 2 本放出する，半減期 110 分の陽電子放出核種である．これを標識核種としてデオキシグルコース（糖）にラベルした放射性医薬品が ^{18}F-FDG（fluorodeoxyglucose）で，糖代謝の盛んな部位に集積するため，主に腫瘍検査に広く利用されている．

Gy（グレイ）

吸収線量の単位で，放射線の種類，物質の種類は問わず，その物質が単位質量当たりにどれだけのエネルギーを受けたかを表す．この単位は SI 単位である．つまり，物質 1 kg が 1 J（ジュール）のエネルギーを吸収したときの線量を 1 Gy という．

OSL 線量計

光刺激ルミネセンス（OSL）現象（輝尽性発光現象）を利用した線量計の総称．放射線照射により付与されたエネルギーを励起により蓄積することが可能であり，光刺激により生じる発光量を測定することで線量の測定が可能．蛍光ガラス線量計と同様，個人被ばく線量計バッジとして利用されている．

R（レントゲン）

照射線量の特別な単位である．1R は 2.58×10^{-4} C/kg である．

rad（ラド）

吸収線量の特別な単位で，100 rad が 1 Gy となる．

^{99m}Tc

原子番号 43 の放射性同位元素しか存在しない核種で，β 線を放出せず，141keV の γ 線のみを放出する．半減期は約 6 時間で広く核医学検査に利用されている．^{99m}Tc は ^{99}Mo の娘核種で過渡平衡の関係にあり，生理的食塩水で溶出すると ^{99m}TcO$_4^-$ が得られる．この操作をミルキング（milking）という．

付　録

■主な核種一覧

核種名	半減期	崩壊形式	主な放射線エネルギー(MeV)と放出割合(%)		実効線量率定数	1cm 線量当量率定数	主な生成反応
			β線 or α線	光子エネルギー			
^{3}H	12.32 年	β^-	0.0186−(100)				^{6}Li(n, α)^{3}H
^{11}C	20.39 分	β^- EC	0.960−(99.8) (0.2)	0.511(β^+)	0.144	0.170	^{11}B(p, n)^{11}C ^{14}N(p, α)^{11}C
^{14}C	5.70×10^3 年	β^-	0.157−(100)				^{14}N(n, p)^{14}C
^{13}N	9.965 分	β^+ EC	1.198−(99.8) (0.2)	0.511(β^+)	0.144	0.171	^{13}C(p, n)^{13}N ^{16}O(p, α)^{13}N
^{15}O	2.037 分	β^+ EC	1.732−(99.9) (0.1)	0.511(β^+)	0.144	0.171	^{15}N(p, n)^{15}O ^{14}N(d, n)^{15}O
^{18}F	109.771 分	β^+ EC	0.634−(96.7) (3.3)	0.511(β^+)	0.139	0.165	^{18}O(p, n)^{18}F ^{20}Ne(d, α)^{18}F
^{22}Na	2.602 年	β^+ EC	0.546−(89.8) (10.1)	1.275−(99.9) 0.511(β^+)	0.284	0.333	^{23}Na(p, pn)^{22}Na ^{24}Mg(d, α)^{22}Na
^{24}Na	14.96 時間	β^-	1.391−(99.9)	1.369−(100) 2.754−(99.9)	0.428	0.492	^{27}Al(n, α)^{24}Na ^{23}Na(n, γ)^{24}Na
^{32}P	14.26 日	β^-	1.711−(100)				^{31}P(n, γ)^{32}P ^{32}S(n, p)^{32}P
^{33}P	25.34 日	β^-	0.249−(100)				^{33}S(n, p)^{33}P
^{35}S	87.51 日	β^-	0.167−(100)				^{35}Cl(n, p)^{35}S ^{34}S(n, γ)^{35}S
^{40}K	1.25×10^9 年	β^- EC	1.311−(89.1) (10.8)		0.018	0.021	天然存在度 0.0117%
^{45}Ca	162.67 日	β^-	0.257−(100)				^{44}Ca(n, γ)^{45}Ca
^{51}Cr	27.70 日	EC	(100)	0.320−(9.9) 0.0049−(19.4)V−K$_\alpha$ 0.0054−(2.2)V−K$_\beta$	0.00457	0.00547	^{50}Cr(n, γ)^{51}Cr ^{51}V(d, 2n)^{51}Cr
^{55}Fe	2.74 年	EC	(100)	0.0059−(24.0)Mn−K$_\alpha$ 0.0069−(2.9)Mn−K$_\beta$			^{54}Fe(n, γ)^{55}Fe ^{55}Mn(p, n)^{55}Fe
^{59}Fe	44.50 日	β^-	0.274−(45.3) 0.466−(53.1)	0.143−(1.0) 0.192−(3.1) 1.099−(56.5) 1.292−(43.2)	0.147	0.171	^{58}Fe(n, γ)^{59}Fe
^{57}Co	271.74 日	EC	(100)	0.0144−(9.2) 0.122−(85.6) 0.136−(10.7)	0.0174	0.0206	^{60}Ni(p, α)^{57}Co ^{58}Ni(p, pn)^{57}Ni EC, β^+ ↓ 35.60 時間 ↓ ^{57}Co
^{58}Co	70.86 日	β^+ EC	0.475−(14.9) (85.1)	0.811−(99.5) 0.864−(0.69) 1.675−(0.52) 0.511(β^+) 0.811−(99.5) 0.0064−(22.7)Fe−K$_\alpha$ 0.0070−(2.7)Fe−K$_\beta$	0.131	0.154	^{58}Ni(n, p)^{58}Co
^{60}Co	5.271 年	β^-	0.318−(99.9) 1.491−(0.12)	1.173−(99.9) 1.332−(100)	0.305	0.354	^{59}Co(n, γ)^{60}Co IT(99.8%) ^{60m}Co ⟶ ^{60}Co 10.467 分

核種名	半減期	崩壊形式	主な放射線エネルギー(MeV)と放出割合(%)		実効線量率定数	1cm 線量当量率定数	主な生成反応
			β 線 or α 線	光子エネルギー			
^{67}Ga	3.261 日	EC	(100)	0.0913−(3.2) 0.0933−(39.2) 0.185−(21.2) 0.209−(2.4) 0.300−(16.8) 0.394−(4.7) 0.0086−(49.1)Zn−K$_\alpha$ 0.0095−(6.1)Zn−K$_\beta$	0.0225	0.0268	^{68}Zn(p, 2n)^{67}Ga ^{66}Zn(d, n)^{67}Ga ^{65}Cu(α, 2n)^{67}Ga ^{63}Cu(α, γ)^{67}Ga
^{68}Ge	270.95 日	EC	(100)	0.0092−(38.0)Ga−K$_\alpha$ 0.0102−(4.9)Ga−K$_\beta$	$7.60×10^{-5}$	$1.17×10^{-5}$	^{69}Ga(p, 2n)^{68}Ge
^{81m}Kr	13.10 秒	IT EC	(100) (0.003)	0.190−(67.5) 0.0126−(14.9)Kr−K$_\alpha$ 0.0141−(2.3)Kr−K$_\beta$	0.0185	0.0221	EC, β^+(95.7%) ^{81}Rb $\xrightarrow{}$ ^{81m}Kr 4.576 時間
^{81}Rb	4.58 時間	β^+ EC	0.578−(1.8) 1.024−(25.0) (72.8)	0.190−(64.0)^{81m}Kr 0.446−(23.2) 0.457−(3.0) 0.510−(5.3) 0.5376−(2.2) 0.5382−(0.19) 0.511(β^+) 0.0126−(49.5)Kr−K$_\alpha$ 0.0141−(7.6)Kr−K$_\beta$	0.0879	0.0104	^{82}Kr(p, 2n)^{81}Rb ^{79}Br(α, 2n)^{81}Rb
^{89}Sr	50.53 日	β^-	1.495−(100)	0.909−(0.0096)^{89m}Y	$1.14×10^{-5}$	$1.33×10^{-5}$	^{88}Sr(n, γ)^{89}Sr U(n, f)^{89}Sr
^{90}Y	64.00 時間	β^-	2.280−(100)				^{89}Y(n, γ)^{90}Y ^{90}Sr $\xrightarrow{\beta^-}$ ^{90}Y 28.79 年
^{99}Mo	65.94 時間	β^-	0.437−16.4 0.848−1.1 1.215−82.2	0.0406−(1.1) 0.141−(82.7)^{99m}Tc 0.143−(0.017)^{99m}Tc 0.181−(6.0) 0.366−(1.2) 0.740−(12.1) 0.778−(4.3) 0.0183−(8.5)Tc−K$_\alpha$ 0.0206−(1.6)Tc−K$_\beta$	0.0202	0.0239	^{98}Mo(n, γ)^{99}Mo U(n, f)^{99}Mo
^{99m}Tc	6.02 時間	IT	0.347−(0.0026) 0.436−(0.0010) (100)	0.0896−(0.0010) 0.00217−(6.7 × 10^{-9}) 0.141−(89.1) 0.143−(0.019) 0.0183−(6.2)Tc−K$_\alpha$ 0.0206−(1.2)Tc−K$_\beta$	0.0180	0.0214	U(n, f)^{99m}Tc ^{99}Mo $\xrightarrow{\beta^-(87.7\%)}$ ^{99m}Tc 65.94 時間
^{111}In	2.805 日	EC	(100)	0.151−(0.0030)^{111m}Cd 0.171−(90.7) 0.245−(94.1)^{111m}Cd 0.0231−(69.0)Cd−K$_\alpha$ 0.0262−(14.1)Cd−K$_\beta$	0.0556	0.0664	^{112}Cd(p, 2n)^{111}In ^{111}Cd(p, n)^{111}In ^{109}Ag(α, 2n)^{111}In

核種名	半減期	崩壊形式	主な放射線エネルギー(MeV)と放出割合(%)		実効線量率定数	1cm 線量当量率定数	主な生成反応
			β線 or α線	光子エネルギー			
^{123}I	13.22 時間	EC	(100)	0.159-(83.3) 0.529-(1.4) 0.0274-(71.5)Te-K$_\alpha$ 0.0311-(15.5)Te-K$_\beta$	0.0226	0.0288	^{124}Te(p, 2n)^{123}I ^{124}Xe(p, 2n)^{123}Cs EC 5.87 分 ↓ ^{123}Xe EC 2.08 時間 ↓ ^{123}I
^{125}I	59.40 日	EC	(100)	0.0355-(6.7) 0.0274-(116.0)Te-K$_\alpha$ 0.311-(25.1)Te-K$_\beta$	0.00290 0.0126	0.00704 0.0361	^{124}Xe(n, γ)^{125}Xe EC, β^+ 16.9 時間 ↓ ^{125}I
^{131}I	8.021 日	β^-	0.248-(2.1) 0.334-(7.2) 0.606-(89.5)	0.0802-(2.6) 0.284-(6.1) 0.365-(81.7) 0.637-(7.2) 0.723-(1.8) 0.0297-(4.0)Xe-K$_\alpha$	0.0544	0.0651	U(n, f)^{131}I ^{130}Te(n, γ)^{131}Te β^- 25.0 分 ↓ ^{131}I
^{133}Xe	5.248 日	β^-	0.267-(0.81) 0.346-(99.2)	0.0796-(0.27) 0.0810-(38.0) 0.0309-(41.0)Cs-K$_\alpha$ 0.0350-(9.2)Cs-K$_\beta$	0.00945	0.0171	^{132}Xe(n, γ)^{133}Xe U(n, f)^{133}Xe ^{133m}Xe $\xrightarrow{\text{IT}}$ ^{133}Xe 2.19 日 β^-(97.1%) ^{133}I $\longrightarrow$ ^{133}Xe 20.8 時間
^{137}Cs	30.167 年	β^-	0.514-(94.4) 1.176-(5.6)	0.662-(85.1)^{137m}Ba 0.0321-(5.8)Ba-K$_\alpha$ 0.0365-(1.3)Ba-K$_\beta$	0.0779	0.0927	U(n, f)^{137}Cs
^{198}Au	2.695 日	β^-	0.285-(0.99) 0.961-(99.0) 1.372-(0.025)	0.412-(95.6) 0.676-(0.80) 1.088-(0.16) 0.0703-(2.2)Hg-K$_\alpha$ 0.0111-(1.2)Hg-L	0.0575	0.0686	^{197}Au(n, γ)^{198}Au
^{201}Tl	72.91 時間	EC	(100)	0.0306-(0.25) 0.0322-(0.26) 0.135-(2.6) 0.167-(10.0) 0.0703-(73.7)Hg-K$_\alpha$ 0.0809-(19.8)Hg-K$_\beta$ 0.0110-(43.5)Hg-L	0.0142	0.0174	^{203}Tl(p, 3n)^{201}Pb EC 9.33 時間 ↓ ^{201}Tl
^{226}Ra	1.6×10^3 年	α	4.601-(5.5) 4.784-(94.4)	0.1862-(3.6) 0.0831-(0.51)Rn-K$_\alpha$ 0.0958-(0.14)Rn-K$_\beta$ 0.0136-(0.85)Rn-L	0.00105 0.216	0.00125 0.253	天然放射性同位体 α ^{230}Th $\longrightarrow$ ^{226}Ra 7.538 × 10^4 年

β^+：陽電子放射　　β^-：陰電子放射　　EC：軌道電子捕獲　　IT：核異性体転移

(　)の数値は放射形式の割合を示す.

実効線量率定数，1 cm 線量当量率定数：μSv・m^2・MBq^{-1}・h^{-1}

参考資料：日本アイソトープ協会編：アイソトープ手帳　11 版，丸善，2011

■主な放射性同位元素の崩壊図

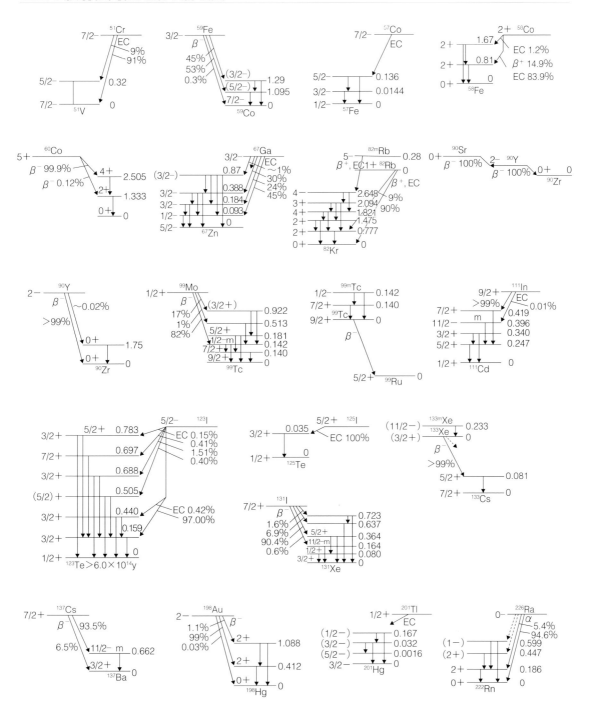

■放射性壊変系列

原子記号	元素記号	元素名							放射性壊変系列			
93	Np	ネプツニウム	**ウラン系列** (4n + 2 系列)									
92	U	ウラン	^{238}U 4.468 × 10^9 年	(99.84%)	^{234}U 2.455 × 10^5 年							
91	Pa	プロトアクチニウム		^{234m}Pa 1.17 分 ^{234}Pa 6.70 時	(0.16%) γ	(γ)	(γ)	**トリウム系列** (4n 系列)				
90	Th	トリウム	^{234}Th 24.10 日		^{230}Th 7.538 × 10^4 年			^{232}Th 1.405 × 10^{10} 年		^{228}Th 1.9116 年			
89	Ac	アクチニウム			(γ)			(γ)	^{228}Ac 6.15 時	γ			
88	Ra	ラジウム			^{226}Ra 1.600 × 10^3 年			^{228}Ra 5.75 年		^{224}Ra 3.66 日			
87	Fr	フランシウム			γ					(γ)			
86	Rn	ラドン			^{222}Rn 3.8235 日					^{220}Rn 55.6 秒			
85	At	アスタチン			(γ)	^{218}At 1.5 秒				(γ)			
84	Po	ポロニウム			^{218}Po 3.10 分	(0.02%)	^{214}Po 1.643 × 10^{-4} 秒	^{210}Po (RaF) 138.376 日		^{216}Po 0.145 秒		^{212}Po 2.99 × 10^{-7} 秒	
83	Bi	ビスマス			(99.98%)	^{214}Bi 19.9 分	(99.979%) (γ)	^{210}Bi (RaE) 5.012 日	(99+%) (γ)		^{212}Bi 60.55 分	(64.06%) γ	
82	Pb	鉛			^{214}Pb 26.8 分	(0.021%) γ	^{210}Pb (RaD) 22.20 年	γ (1.3 × 10^{-4}%)	^{206}Pb 安定	^{212}Pb 10.64 時	(35.94%)	^{208}Pb 安定
81	Tl	タリウム			^{210}Tl 1.30 分	(1.9 × 10^{-6}%)	^{206}Tl 4.200 分			^{208}Tl 3.053 分		
80	Hb	水銀				^{206}Hg 8.15 分	(γ)					

→ : α 線
→ : β 線

アクチニウム系列（4n + 3 系列）　　237Np 2.144 × 10^6 年　　ネプツニウム系列（4n + 1 系列）

				^{237}Np 2.144 × 10^6 年			
^{235}U 7.04 × 10^8 年					^{233}U 1.592 × 10^5 年		
γ	^{231}Pa 3.276 × 10^4 年			^{233}Pa 26.976日	(γ)		
^{231}Th 25.52 時	γ	^{227}Th 18.68 日			^{229}Th 7.34 × 10^3 年		
	^{227}Ac 21.772 年	(98.62%) γ			^{225}Ac 10.0 日		
(1.38%)	^{223}Ra 11.43 日				^{225}Ra 14.9 日	(γ)	
^{223}Fr 22.00 分	(99+%) γ				^{221}Fr 4.9 分		
(0.006%)	^{219}Rn 3.96 秒				(γ)		
^{219}At 56 秒	(3%) γ	^{215}At 1.0 × 10^{-4} 秒			^{217}At 3.23 × 10^{-2} 秒		
(97%)	^{215}Po 1.781 × 10^{-3} 秒	(2.3× 10^{-4}%)	^{211}Po 0.516 秒			^{213}Po 42 × 10^{-6} 秒	
^{215}Bi 7.6 分	(99+%)	^{211}Bi 2.14 分	(0.276%) γ		^{213}Bi 45.59 分	(97.91%) γ	^{209}Bi 1.9 × 10^{19} 年
	^{211}Pb 36.1 分	(γ) γ	(99.724%) ^{207}Pb 安定		(2.09%)	^{209}Pb 3.253 時	
		^{207}Tl 4.77 分	(γ)		^{209}Tl 2.161 分	γ	^{205}Tl 安定

■元素周期表

族	1	2	3	4	5	6	7	8	9
	典型元素		遷移元素						
	アルカリ金属（Hは除く）	アルカリ土類金属（Be, Mgは除く）							

元素記号
原子番号 ── 1 H
元素名（日本語）── 水素
元素名（英語）── Hydrogen
1.008
原子量
（[ ]内の数値は最も安定な同位体の質量数.
有効数字4桁に四捨五入した）

周期

周期	1	2	3	4	5	6	7	8	9
1	1 H 水素 Hydrogen 1.008								
2	3 Li リチウム Lithium 6.941	4 Be ベリリウム Beryllium 9.012							
3	11 Na ナトリウム Sodium 22.99	12 Mg マグネシウム Magnesium 24.31							
4	19 K カリウム Potassium 39.10	20 Ca カルシウム Calcium 40.08	21 Sc スカンジウム Scandium 44.96	22 Ti チタン Titanium 47.87	23 V バナジウム Vanadium 50.94	24 Cr クロム Chromium 52.00	25 Mn マンガン Manganese 54.94	26 Fe 鉄 Iron 55.85	27 Co コバルト Cobalt 58.93
5	37 Rb ルビジウム Rubidium 85.47	38 Sr ストロンチウム Strontium 87.62	39 Y イットリウム Yttrium 88.91	40 Zr ジルコニウム Zirconium 91.22	41 Nb ニオブ Niobium 92.91	42 Mo モリブデン Molybdenum 95.96	43 Tc テクネチウム Technetium [99]	44 Ru ルテニウム Ruthenium 101.1	45 Rh ロジウム Rhodium 102.9
6	55 Cs セシウム Cesium 132.9	56 Ba バリウム Barium 137.3	○ 57〜71 ランタノイド	72 Hf ハフニウム Hafnium 178.5	73 Ta タンタル Tantalum 180.9	74 W タングステン Tungsten 183.8	75 Re レニウム Rhenium 186.2	76 Os オスミウム Osmium 190.2	77 Ir イリジウム Iridium 192.2
7	87 Fr フランシウム Francium [223]	88 Ra ラジウム Radium [226]	● 89〜103 アクチノイド	104 Rf ラザホージウム Rutherfordium [267]	105 Db ドブニウム Dubnium [268]	106 Sg シーボーギウム Seaborgium [271]	107 Bh ボーリウム Bohrium [272]	108 Hs ハッシウム Hassium [277]	109 Mt マイトネリウム Meitnerium [276]

	57 La ランタン Lanthanum 138.9	58 Ce セリウム Cerium 140.1	59 Pr プラセオジム Praseodymium 140.9	60 Nd ネオジム Neodymium 144.2	61 Pm プロメチウム Promethium [145]	62 Sm サマリウム Samarium 150.4	63 Eu ユウロピウム Europium 152.0	64 Gd ガドリニウム Gadolinium 157.3	65 Tb テルビウム Terbium 158.9
○ ランタノイド									
● アクチノイド	89 Ac アクチニウム Actinium [227]	90 Th トリウム Thorium 232.0	91 Pa プロトアクチニウム Protactinium 231.0	92 U ウラン Uranium 238.0	93 Np ネプツニウム Neptunium [237]	94 Pu プルトニウム Plutonium [239]	95 Am アメリシウム Americium [243]	96 Cm キュリウム Curium [247]	97 Bk バークリウム Berkelium [247]

10	11	12	13	14	15	16	17	18
		典型元素						
							ハロゲン	希ガス

								2 **He** ヘリウム Helium 4.003
			5 **B** 硼(ホウ)素 Boron 10.81	6 **C** 炭素 Carbon 12.01	7 **N** 窒素 Nitrogen 14.01	8 **O** 酸素 Oxygen 16.00	9 **F** 弗(フッ)素 Fluorine 19.00	10 **Ne** ネオン Neon 20.18
			13 **Al** アルミニウム Aluminum 26.98	14 **Si** ケイ素 Silicon 28.09	15 **P** リン Phosphorus 30.97	16 **S** 硫黄 Sulfur 32.07	17 **Cl** 塩素 Chlorine 35.45	18 **Ar** アルゴン Argon 39.95
28 **Ni** ニッケル Nickel 58.69	29 **Cu** 銅 Copper 63.55	30 **Zn** 亜鉛 Zinc 65.38	31 **Ga** ガリウム Gallium 69.72	32 **Ge** ゲルマニウム Germanium 72.63	33 **As** 砒(ヒ)素 Arsenic 74.92	34 **Se** セレン Selenium 78.96	35 **Br** 臭素 Bromine 79.90	36 **Kr** クリプトン Krypton 83.80
46 **Pd** パラジウム Palladium 106.4	47 **Ag** 銀 Silver 107.9	48 **Cd** カドミウム Cadmium 112.4	49 **In** インジウム Indium 114.8	50 **Sn** 錫(スズ) Tin 118.7	51 **Sb** アンチモン Antimony 121.8	52 **Te** テルル Tellurium 127.6	53 **I** 沃(ヨウ)素 Iodine 126.9	54 **Xe** キセノン Xenon 131.3
78 **Pt** 白金 (プラチナ) Platinum 195.1	79 **Au** 金 Gold 197.0	80 **Hg** 水銀 Mercury 200.6	81 **Tl** タリウム Thallium 204.4	82 **Pb** 鉛 Lead 207.2	83 **Bi** ビスマス Bismuth 209.0	84 **Po** ポロニウム Polonium [210]	85 **At** アスタチン Astatine [210]	86 **Rn** ラドン Radon [222]
110 **Ds** ダームスタチウム Darmstadtium [281]	111 **Rg** レントゲニウム Roentgenium [280]	112 **Cn** コペルニシウム Copernicium [285]	113 **Nh**[*] ニホニウム Nihonium [286]	114 **Fl** フレロビウム Flerovium [289]	115 **Mc**[*] モスコビウム Moscovium [289]	116 **Lv** リバモリウム Livermorium [293]	117 **Ts**[*] テネシン Tennessine [294]	118 **Og**[*] オガネソン Oganesson [294]

66 **Dy** ジスプロシウム Dysprosium 162.5	67 **Ho** ホルミウム Holmium 164.9	68 **Er** エルビウム Erbium 167.3	69 **Tm** ツリウム Thulium 168.9	70 **Yb** イッテルビウム Ytterbium 173.1	71 **Lu** ルテチウム Lutetium 175.0
98 **Cf** カリホルニウム Californium [252]	99 **Es** アインスタイニウム Einsteinium [252]	100 **Fm** フェルミウム Fermium [257]	101 **Md** メンデレビウム Mendelevium [258]	102 **No** ノーベリウム Nobelium [259]	103 **Lr** ローレンシウム Lawrencium [262]

：非金属元素（他は金属元素）
青字：常温で気体
グレー字：常温で液体
黒字：常温で固体

*：元素名と元素記号は2016年6月8日時点での名称案である.

和文索引

あ
亜急性甲状腺炎　85
悪性黒色腫（メラノーマ）　94, 95
悪性腫瘍　51
悪性貧血　70, 72
悪性リンパ腫　81, 95, 96-98
アクチニウム系列（4n＋3系列）　7
アニーリング　27
洗い出し率　88
アルカリホスファターゼ　75

い
イオン化　14
異所性胃粘膜（メッケル憩室）シンチ
　グラフィ　50, 92
位置演算回路　32
一重項酸素　77
1次電離　21
遺伝性球状赤血球症　71
遺伝的影響　100, 102
イメージング検査　47
医療被ばく　110
　──研究情報ネットワーク　113
医療法　100
印加電圧　21
陰電子（β⁻線）　4, 5

う
ウェル型（井戸型）NaI（Tl）シンチ
　レーションカウンタ　31, 36
ウラン系列（4n＋2系列）　7
運動エネルギー　2

え
永続平衡　8-10
液体シンチレーションカウンタ　26, 31
液体シンチレータ　24, 26
エストロゲン受容体　62

エタノール沈殿法　60
エネルギー　2, 17
　──準位　7
　──スペクトル　4, 5, 24
　──スペクトル測定　25
　──分布　6
エリアモニタ　36, 37
エレクトロンボルト（電子ボルト）
　2, 17
炎症　95
炎症シンチグラフィ　50, 95
塩析法　60

お
オートウェルガンマカウンタ　31, 32
汚染　35
　──検査　117
　──検査室　105
親核種　5, 10, 40
オレフィン化合物　77

か
外部被ばく　36, 108
　──線量　104
　──防護の3原則　108
壊変　5
壊変率　7
潰瘍　102
カウ　41
化学線量計　28
化学発光酵素免疫測定法　74
化学発光免疫測定法　74
核医学画像　80
核異性体　4
　──転移　6, 7
核磁気共鳴画像　82
核種　4
確定的影響　100, 101

確認試験（定性的確認）　45
核反応（n, γ）　39
核分裂反応（n, f）　39
確率的影響　100, 101
加算回路　32
ガスフロー型　23
　──計数管　29
ガスモニタ　115
画像サーバー　32
加速器　14
褐色細胞腫　86, 98
荷電粒子　2
過渡平衡　8-10
ガリウム腫瘍シンチグラフィ　95
カロリメータ　28
感光作用　28
肝硬変　91
肝受容体（アシアロ）シンチグラフィ
　50, 91
肝シンチグラフィ　50
関心領域　80
関節シンチグラフィ　51
間接電離放射線　21
肝・胆道シンチグラフィ　50, 91
管理区域　36, 116
　──境界　104

き
希釈槽　36, 105
気体の電離　21, 22
軌道電子　3, 6, 21
　──捕獲　6
機能相　93
吸収線量　17
急性障害　100
急性肺塞栓症　87
吸着法　59
キュリー　7, 17

145

キュリーメータ 31
教育訓練 111
競合蛋白結合測定法 48, 54, 61
競合放射測定法 53
狭心症 89
極座標表示 88
虚血心筋 88
虚血性心疾患 89
距離 108
均一系 74
　——酵素免疫測定法 48, 75

く

空間線量 36
クエンチング 31
グルコース-6-リン酸デヒドロゲナーゼ 75
グレイ 17
グローブボックス 109
クロマト電気泳動法 58
クロラミンT 44
　——法 62, 63, 64

け

蛍光ガラス線量計 27, 112
蛍光酵素免疫測定法 74
蛍光偏光免疫測定法 48, 75
蛍光免疫測定法 74
計数 22
　——効率 η 28
　——装置 25
　——方式 21
　——率 29, 30
血液照射 107
血液量 48, 72
血漿鉄交代率 68
血漿鉄消失時間 68
血小板寿命 48, 72
血清総鉄結合能 67
血清不飽和鉄結合能 66, 67
血流相 93

ゲル濾過法 60
健康診断 111
原子 3
　——核 3
　——質量単位 2
　——番号 3
　——力基本法 100
　——炉 39
元素 3
原発性アルドステロン症 86

こ

抗アセチルコリン受容体抗体
　（抗 AChR 抗体） 62
行為の正当化 103
抗原抗体結合物 56
光子 2, 31
公衆被ばく 110
甲状腺癌 97, 113
甲状腺腫瘍 86
甲状腺シンチグラフィ 49, 84
甲状腺摂取率測定 49, 84
甲状腺ブロック 73
酵素法 60, 63, 64
酵素免疫測定法 48, 74, 75
光電効果 14, 26
光量子 2
　——増倍管 24, 26
コールドラン 116
国際原子力機関 100
国際放射線防護委員会 18, 100
国連科学委員会 100
誤差 29, 30
個人被ばく線量 27
　——計 111, 112
固相法 59
固体の電離 23
固体飛跡検出器 28
骨シンチグラフィ 51, 94
骨髄シンチグラフィ 50, 93
骨髄線維症 70

骨転移 95, 97, 113
ゴム手袋 109
コリメータ 32
コンプトン散乱 14, 15, 26

さ

サーベイメータ 117
サイクロトロン 39
再生不良性貧血 69, 93, 102
最大エネルギー 6
サイロキシン結合グロブリン 66
サブトラクション 86
サルコイドーシス 95
酸素消費量 49
酸素摂取率 49
サンドイッチ法 64, 65
散乱 13, 14

し

ジェネレータ 9, 39, 40, 41
耳下腺腫瘍 92
時間 109
　——放射能曲線 80
閾値 102
糸球体濾過率 92
自己免疫性溶血性貧血 71
磁性粒子 76
自然放射線 1
実効線量 18, 103
　——限度 104
質量数 3
脂肪吸収試験 48, 73
写真乳剤 28
遮蔽 109
重症筋無力症 62
自由電子 21
腫瘍シンチグラフィ 51
腫瘍 ^{18}F-FDG-PET 検査 96
循環血液量 72
循環血漿量 72
循環赤血球量 72

純度試験（定量的確認）　45
消化管出血シンチグラフィ　50, 92
使用室（作業室）　105
照射線量　18
小腸クリプト細胞　102
職業被ばく　110
除染　117
除痛療法　97
試料測定法　47, 48, 53
試料測定用機器　31
心筋血流シンチグラフィ
　（心筋血流 SPECT）　49, 87
心筋血流の測定　50
心筋交感神経機能シンチグラフィ
　50, 89
心筋梗塞　89
　——シンチグラフィ　50, 89
心筋脂肪酸代謝シンチグラフィ　50, 89
心筋／縦隔摂取比　90
神経芽腫　86, 98
神経受容体シンチグラフィ　49
神経内分泌腫瘍　98
心血管動態　80
人工放射線　110
腎時間放射能曲線　92
腎静態シンチグラフィ　92
真性多血症　72
身体的影響　100, 101
診断参考レベル　113
シンチカクテル　31
シンチカメラ　80
シンチグラフィ　47, 80
シンチグラム　32, 80
シンチスキャナ　80
シンチレーションカウンタ　80
シンチレーションカメラ
　（ガンマカメラ）　31
シンチレーション光　24
シンチレータ　24
心電図同期心筋血流 SPECT　90
腎動態シンチグラフィ　50, 80, 82, 92

心プールシンチグラフィ　50, 80

す

垂直長軸断層像　88
水平長軸断層像　88
スミア法　36, 117

せ

精巣（睾丸）シンチグラフィ　93
静態（画像）収集　32, 82
制動放射　13, 14
生物学的半減期　42
生物発光酵素免疫測定法　74
西洋ワサビペルオキシダーゼ　75
積算方式　21
赤血球寿命検査　48, 70
赤血球鉄利用率　68
赤血球半寿命　71
摂取率測定　47, 80
絶対測定法　29
セリウム線量計　28
線質係数　18, 19
染色体異常　102
全身収集　32
線スペクトル　4, 5, 11
前置増幅器　32
センチネルリンパ節シンチグラフィ
　50, 94
先天性胆道閉鎖症　92
線質分布係数　19
線量　17
　——限度　103, 104
　——拘束値　113
　——当量　18

そ

相対誤差　29
相対測定法（比較測定法）　28
組織加重係数　19, 103

た

体外（in vitro）診断用医薬品　43
体外測定法　47, 48, 83
体外測定用機器　31
耐火構造　105
退出基準　113
体内（in vivo）診断用医薬品　42
唾液腺シンチグラフィ　50, 92
ダストサンプラ　36
ダストモニタ　115
タリウム腫瘍シンチグラフィ　96
短軸断層像　88
蛋白漏出試験　48, 73
蛋白漏出性胃腸症　73

ち

チャコールフィルタ　106
中央監視装置　105
中性子　3
　——線　2
中性微子　5
超音波画像　82
直接電離放射線　21
直接飽和分析法　48, 66
貯蔵施設　105
貯留槽　36, 105
治療用医薬品　43
チロキシン-リンゴ酸デヒドロゲナー
　ゼ　75

て

鉄欠乏性貧血　69
鉄動態（フェロカイネティクス）検査
　48, 68
展開図表示　88
てんかん　84
電気化学発光免疫測定法　48, 76
電子　3
　——正孔対　24
　——線　2
　——対消滅　6

147

（電子）

——対生成　14, 15

——なだれ（ガス増幅）　23

——の軌道　3

電磁波　2, 4

電磁放射線　1, 2

電離　1, 13, 14

——能　4

——箱　22

——放射線　1

と

等価線量　18, 103

透過力　4

同時計数器　26

同重体　4

動態（画像）収集　32, 82

動態機能検査　47, 80

動態シンチグラフィ　80

同中性子体　4

疼痛治療　97

ドーズ・キャリブレータ　31

ドーパミントランスポーターシンチグ
　ラフィ　49

特性 X 線　6, 7, 16

特発性血小板減少性紫斑病　72

突然変異　102

トランスフェリン　67

トリウム系列（4n 系列）　7

な

内因子　72

内照射治療（内用療法）　31, 47, 52, 97

内部転換　7

——電子　7

内部被ばく　36, 108

に

2 抗体法　58

2 次電離　23

乳癌　94, 96

ニュートリノ　5, 11

認知症　84

ね

熱ルミネセンス　27

——線量計　27

ネプツニウム系列（4n＋1 系列）　7

の

脳血液量　49

脳血流　49

——シンチグラフィ　48, 80, 83

——測定　49

——量　84

脳酸素消費量　84

脳酸素摂取率　84

脳腫瘍　49

脳循環　80

——代謝　84

脳脊髄腔シンチグラフィ
　（脳槽シンチグラフィ）　49, 84

脳糖代謝　84

は

倍加線量法　102

肺癌　96

肺換気シンチグラフィ　49, 87

排気　36

——施設　106

廃棄施設　106

肺血流シンチグラフィ　49, 86

排水　36

——施設　106

排泄相　93

白内障　102

波高弁別器　25

発癌　102

発光ビーズ　77

パルス　22

半減期　8

半致死線量　102

半導体検出器　23, 32

半導体式カメラ　32

半導体式ポケット線量計　112

半導体 SPECT 専用機　82

ハンドフットクローズモニタ　36, 37,
　105, 116

晩発性障害　100

ひ

非荷電粒子　2

光刺激ルミネセンス（輝尽性発光）　27

光刺激ルミネセンス線量計　28, 112

非均一系　74

脾シンチグラフィ　50

飛跡　28

ビタミン B_{12} 吸収試験　48, 72

飛程　4

比電離　13, 14

非電離放射線　1

被ばく防護　108

皮膚癌　94

比放射能　17, 40

非密封放射性同位元素　35, 42

標識方法　63

表面汚染　35

表面サーベイ法　36

表面密度限度　104

比例計数管　23, 29

ピンホールコリメータ　32

ふ

ファーストパス法　90

ファントム　85

フィルタ　36, 105

フード　109

フェーディング　27

負荷検査　88

拭き取り法　117

副甲状腺シンチグラフィ　49, 86

副腎シンチグラフィ　49

不妊　102

不燃材料　105
フュージョン　89
フリッケ線量計　28
プレフィルタ　36, 106
プロゾーン現象　66

へ
平均寿命　8
平衡時法　90
平行多孔型　32
閉塞性黄疸　92
ベクレル　7, 17

ほ
ポアソン分布　29
崩壊　5
　　──曲線（減衰曲線）　8
　　──図　7
　　──定数　8
防護の最適化　103
放射受容体測定法　48, 54, 61
放射性医薬品　42
放射性同位元素　3, 4
放射性廃棄物　114
放射性崩壊（壊変）　5
放射性ヨウ素摂取率　85
放射線　1
　　──安全管理用機器　35
　　──加重係数　18, 103
　　──感受性　100, 101
　　──業務従事者　111
　　──障害防止法　100
　　──防護　1, 100
　　──モニタリング　27
放射能　7

放射平衡　8
放射免疫測定法　43, 47, 48, 54
ホールボディカウンタ　112
ポケット線量計　24
発作性夜間血色素尿症　71
発赤　102
ポリエチレングリコール法　60
ポリエチレン濾紙　118

ま
孫核種　8-10, 40
末梢血管シンチグラフィ　50
慢性肝炎　91

み
ミルキング　41

む
無機シンチレータ　25
娘核種　5, 9, 10, 40

め
メッケル憩室　92
免疫放射定量測定法　48, 64

も
モニタリング　36, 37

や
薬事法　100
薬物負荷
火傷　102

ゆ
有機シンチレータ　24

融合画像　80
有効腎血漿流量　92
有効半減期　42
ユーロピウム錯体　77

よ
溶血性貧血　70
陽子　3
　　──線　2
ヨウ素制限食　85
陽電子　4, 6, 14
ヨードゲン法　63

ら
ラジオフォトルミネセンス　27
ラド　18

り
粒子加速器　39
粒子放射線　1
リンパ管シンチグラフィ　50, 94

る
ルゴール液　73
ルテニウム錯体　76
ルミネセンス光　24, 26

れ
励起　1, 13
　　──ビーズ　77
レノグラフィ　50, 80, 92
レノグラム　92
レム　19
連続スペクトル　4
レントゲン　18

欧文索引

ギリシャ文字

α 線 2, 13
α 崩壊 5
β^+ 線 4, 6, 14
β^+ 崩壊 6
β-D-ガラクトシダーゼ（β-Gal） 75
β 線 2, 13
β^- 線 4-6
β 崩壊 5
β^- 崩壊 5
γ 線 2
――スペクトル 26
――の放出（γ 線遷移） 6

A

absorbed dose 17
A/D 変換機 32
Alzheimer 病 83
amu 2
AVF 40
――サイクロトロン 40

B

B/F 分離 54, 55, 57
Basedow 病 62, 85, 97, 113
Bergonie-Tribondeau の法則 100
Berson 54
BF_3 ガス 23
BLEIA 74
Bolton-Hunter 試薬 44
Bolton-Hunter 法 63, 64
Bq 8, 17
Bull's eye 88

C

^{11}C 40
^{14}C 24, 32, 43
C/kg 18

Ci 7, 17
CLEIA 74
CLIA 74
^{57}Co-ビタミン B_{12}（VB_{12}，シアノコ
バラミン） 72
cow 41
CPBA 48, 54, 61
cps 28
^{51}Cr 標識赤血球 72
^{51}Cr 法 48, 70
^{137}Cs 31
CsI（Tl） 24
Cushing 症候群 86

D

decay constant 8
$DF^{32}P$ 70
dose equivalent 18
dpm 17
dps 17
DRL 113
DSA 66, 48

E

EC 6
ECLIA 48, 76
EIA 48, 74, 75
ELISA 75
EMIT 48, 75
ER 62
ERPF 92
eV 2, 17
exposure dose 18

F

^{18}F 40
^{18}F-FDG 34, 43, 81, 84, 96
^{59}Fe-クエン酸第二鉄 69

FEIA 74
FIA 74
FPIA 48, 75

G

^{67}Ga 40
^{68}Ga 42
GFR 92
GM サーベイメータ 36
GM カウンタ 36
GM 計数管 23, 29, 36
Gy 17

H

^{3}H 24, 32, 43
^{3}He ガス 23
HEPA フィルタ 36, 106
horizontal long axis 88
HRP 75

I

^{123}I 40, 42
^{123}I-BMIPP 89
^{123}I-IMP 48, 83
^{123}I-MIBG 89
^{125}I 31, 43, 53
^{131}I 52
^{131}I-アドステロール 86
^{131}I-オレイン酸 73
^{131}I-トリオレイン 73
^{131}I-HSA 72
^{131}I-MIBG 86, 98
^{131}I-PVP（ポリビニルピロリドン） 73
^{131}I-T_3（トリヨードサイロニン） 66
IAEA 100
IC 7
ICRP 18, 100
^{111}In 40, 42

^{111}In−トランスフェリン　73
^{111}InCl$_3$（塩化インジウム）　73, 93
^{111}In−DTPA　84
iostone　4
IRMA　48, 64
isobar　4
IT（isomeric transition）　6, 7
ITP　72

K
^{81m}Kr ガス　86

L
LOCI　48, 77

M
mean life　8
milking　41
^{99}Mo　39
MRI　33

N
^{13}N　40
Na^{123}I　85
Na^{251}CrO$_4$　70
NaI（Tl）　24, 33
NaI（Tl）シンチレータ　32
non−RI イムノアッセイ　74

O
^{15}O　40
OSL　27

P
PEG 法　60
PET　33, 40, 80, 84
PET/CT　34, 80
PET/MR　34
PET/MRI　80
PID　68
PIT　68

polar map　88
PR ガス　23

Q
Q ガス　23

R
^{223}Ra　52
^{223}RaCl$_2$　90
rad　97
rem　19
RI アンギオグラフィ　90
RI ベノグラフィ　91
RIA　48, 54, 47, 48
ROI　80, 83
RPL　27
RRA　48, 54, 61

S
Schilling テスト　72
short axis　88
Sjögren 症候群　92
specific activity　17
SPECT　32, 40, 80
SPECT/CT　34, 80
^{89}Sr　31, 52
^{89}SrCl$_2$　97

T
T$_3$ 摂取率（T$_3$ uptake）　66
TAC　82
TBG　66
^{99m}Tc　31, 41, 42
^{99m}Tc ガス　86
^{99m}Tc−スズコロイド　91, 94
^{99m}Tc−フチン酸　91
^{99m}Tc−DMSA　92
^{99m}Tc−DTPA　92
^{99m}Tc−ECD　48, 83
^{99m}Tc−GSA　91
^{99m}Tc−HMDP　94

^{99m}Tc−HMPAO　48, 83
^{99m}Tc−HSA　73,
^{99m}Tc−MAA　86, 90, 91
^{99m}Tc−MAG$_3$　92
^{99m}Tc−MDP　94
^{99m}Tc−MIBI　87
^{99m}TcO$_4^-$（パーテクネテート）　85, 92
^{99m}Tc−PMT　91
^{99m}Tc−PYP（ピロリン酸）　89
^{101}Th　42
TIBC　67
TL　27
^{201}Tl　40
^{201}TlCl（塩化タリウム）　87, 88, 96
TLD　27
TSH 受容体抗体（TSHRAb，TRAb）
　62

U
UIBC　66, 67
UNSCEAR　100

V
vertical long axis　88

W
W 値　21, 24
WR　88

X
X 線　2
　──フィルム　28
　──像（単純，造影）　82

Y
^{90}Y　31, 52, 98
Yalow　54

Z
ZnS（Ag）　24

151

メディカルサイエンス 放射性同位元素検査学

2016 年 10 月 1 日　発行
2022 年 3 月 10 日　第一版 2 刷

編　　集　河村誠治・三田明弘・
　　　　　寺平良治・山本智朗
発 行 者　菅原律子
発 行 所　株式会社　近代出版
　　　　　〒 150-0002　東京都渋谷区渋谷 2-10-9
　　　　　電話：03-3499-5191　FAX：03-3499-5204
　　　　　E-mail：mail@kindai-s.co.jp
　　　　　URL：https://www.kindai-s.co.jp
印刷・製本　シナノ印刷株式会社

ISBN978-4-87402-227-6　　　　　　©2016 Printed in Japan

JCOPY〈㈳出版者著作権管理機構委託出版物〉
本書の無断複写は，著作権法上での例外を除き禁じられています。本書を複写される場合は，
そのつど事前に㈳出版者著作権管理機構（電話 03-3513-6969，FAX 03-3513-6979，e-mail：
info@jcopy.or.jp）の許諾を得てください。

臨床検査学における新しい標準教科書
メディカルサイエンスシリーズ

メディカルサイエンス 微生物検査学 〈第二版〉

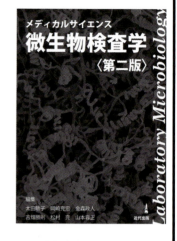

編 集　太田敏子　岡崎充宏　金森政人　古畑勝則　松村　充
　　　　山本容正

B5 判 432 頁　本体価格 5,700 円＋税

微生物検査学を学ぶ医療系大学の学生を対象にした全く新しい教科書．
臨床検査技師国家試験にも対応

メディカルサイエンス 遺伝子検査学

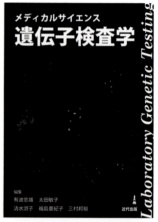

編 集　有波忠雄　太田敏子　清水淑子　福島亜紀子　三村邦裕

B5 判 192 頁　本体価格 4,500 円＋税

新たな時代に即した最新の知識をサイエンスに基づき理論的に解説

メディカルサイエンス 臨床化学検査学

病態生化学の視点から

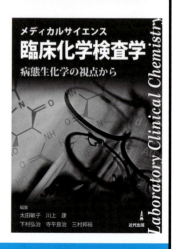

編 集　太田敏子　川上康　下村弘治　寺平良治　三村邦裕

B5 判 432 頁　本体価格 5,300 円＋税

人体の病態に照らした各種検査値の意味と原理を理解するため，「病態生化学編」と「臨床化学検査学編」の２つに分けて解説

近代出版

〒150-0002　東京都渋谷区渋谷2-10-9
TEL 03-3499-5191　FAX 03-3499-5204
http://www.kindai-s.co.jp